Coronavirus, comment se protéger ?

DU MÊME AUTEUR

Attentats, catastrophes naturelles, accidents collectifs… Ayez les bons réflexes, Fayard, 2016.

101 Conseils pour ne pas atterrir aux urgences, Robert Laffont, 2014.

Dr GÉRALD KIERZEK
avec Fanny Bernardon

CORONAVIRUS

Comment se protéger ?

50 questions-réponses

ARCHIPOCHE

Notre catalogue est consultable à l'adresse suivante :
www.editionsarchipoche.com

Éditions Archipoche
34, rue des Bourdonnais
75001 Paris

ISBN 978-2-37735-524-2

Sommaire

Vous avez dit Covid-19 ?

Se protéger du coronavirus et de Covid-19

Info ou intox ?

Introduction

Il est des épidémies dont on se souviendra. Le coronavirus donnant Covid-19 en fait partie. Simple mutation d'un virus, comme cela se produit chaque hiver, ce nouveau virus, le SARS-CoV-2, est parvenu à contaminer l'homme. Depuis un foyer émergent situé dans le marché aux poissons de Wuhan, en Chine, tous les continents ont bientôt été touchés. C'est le 24 janvier 2020 que les premiers cas d'infection au SARS-CoV-2 ont été confirmés en France. En quelques semaines, les stades 1, 2 et 3 de réponse sanitaire ont été franchis.
Le mot « coronavirus » est dans toutes les bouches. Il fait peur et soulève chaque jour plus de questions. Certaines sont judicieuses et traitées avec maîtrise : comment éviter d'être contaminé, comment ne pas contaminer les autres, comment protéger les plus vulnérables…
D'autres sont farfelues et témoignent d'une autre vague épidémique : celle de l'angoisse. Malheureusement, bon nombre de Français voient dans le SARS-CoV-2 la nouvelle peste noire. Plus rapides que le virus, les *fake news* fleurissent : manger de l'ail protégerait de la maladie, les colis provenant de Chine transporteraient du virus, consommer de la nourriture dans les restaurants asiatiques serait contaminant…
Cela fait sourire, mais ce florilège est révélateur : comment en est-on arrivé là ? Le SARS-CoV-2 n'est pas un virus mortel qui tuerait quiconque en serait infecté. Il se rapproche plus d'une grippe, dont il présente d'ailleurs tous les symptômes. La plupart des malades guérissent après un

épisode viral typique, tandis qu'une minorité développera une forme grave de la maladie nécessitant des soins de réanimation. Les plus fragiles – personnes âgées ou vivant avec une maladie chronique – devront être particulièrement protégés car plus susceptibles de connaître une complication grave de Covid-19, tout comme de la grippe saisonnière d'ailleurs.

Comment expliquer alors les étalages vides dans les supermarchés, les restaurants asiatiques désertés, les loisirs abandonnés ? La grippe saisonnière, qui tue chaque année en France entre 4000 et 6000 personnes dans l'indifférence générale[1] (voire plus de 10 000 certaines années), ne fait pas tant de tapage médiatique.

En réalité, ce qui fait de Covid-19 un événement si remarquable n'est peut-être pas tant son caractère épidémique, sa virulence ou sa létalité, que son traitement politique et médiatique planétaire. Depuis le décompte quotidien des nouveaux cas jusqu'aux gros titres (« La traque du patient 0 », « Virus : l'état d'urgence »), en passant par l'obsession d'une potentielle pénurie de masques, l'hystérie est collective.

Face à la psychose, rien de plus efficace que l'information. On le sait, c'est l'inconnu qui fait peur. Ce livre répond à 50 questions autour du coronavirus : son origine, la manière de s'en prémunir, savoir quoi faire lorsqu'on est malade, connaître ses droits en termes de travail et de santé publique. Il rappelle, pour finir, les 10 réflexes d'hygiène à adopter au quotidien pour se protéger et protéger les autres. Ces « gestes barrières » sont valables de tout temps et pour toutes les maladies infectieuses.

Notre objectif est de vous donner des clés de compréhension, des informations claires et objectives et des recommandations à mettre en place au quotidien. C'est aussi retrouver de la rationalité et de la pondération dans un climat empreint de peur, voire de suspicion.

---

1. www.inserm.fr/information-en-sante/dossiers-information/grippe

Entre principe de précaution et exigence démocratique de transparence poussés à l'extrême d'un côté et psychose collective de l'autre, il faudra tirer les leçons de la communication politico-médiatique du coronavirus 2019-2020. Ce sera aussi l'occasion d'évaluer la robustesse et la réactivité de notre système de santé, en particulier à l'hôpital, et de mettre en regard la question des moyens alloués.
En attendant, voici quelques conseils…

Vous avez dit Covid-19 ?

1. Qu'est-ce qu'un coronavirus ?

Les coronavirus constituent une large famille de virus pouvant provoquer des maladies diverses, allant du rhume banal au syndrome respiratoire aigu sévère (SRAS).
Les coronavirus, ou *Coronaviridae* en latin, sont capables d'infecter un autre être vivant : un humain, un animal ou une plante. Il existe même des virus qui infectent les bactéries. Ils sont d'ailleurs utilisés comme traitement dans certaines infections bactériennes (on parle de bactériophages ou virus tueurs de bactéries). Les coronavirus, eux, infectent les mammifères – dont l'homme – et les oiseaux.
Les premiers coronavirus ont été observés dans les années 1960. Leur nom vient du latin *corona*, qui signifie « couronne », à cause de la présence de petites particules à sa surface, qui rappellent en effet une couronne[1] (fig. 1).

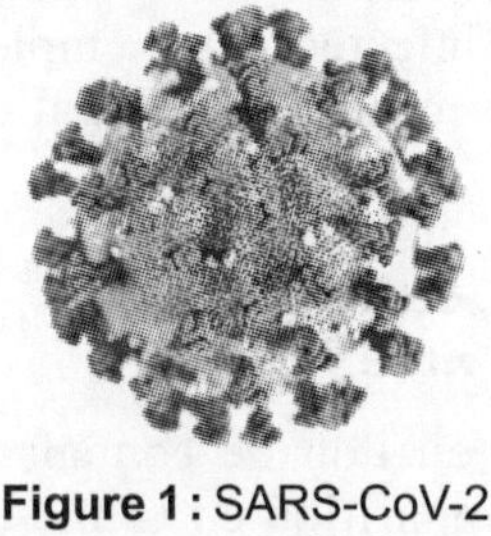

Figure 1 : SARS-CoV-2

1. www.jwatch.org/na51020/2020/03/06/covid-19-nejm-journal-watch-coverage

Depuis leur découverte, de nombreuses maladies à coronavirus ont été recensées, dues à différents types de coronavirus dénommés « espèces ». Parmi toutes les espèces de coronavirus connues, seules 7 peuvent infecter l'homme, dont 3 proviennent de réservoirs animaux.
Le monde voit régulièrement apparaître des épidémies à coronavirus, dont le SRAS (syndrome respiratoire aigu sévère) en 2003. Cette maladie a émergé en Chine, des suites de la consommation d'un petit animal carnivore, la civette palmiste masquée, qui ressemble à un raton-laveur. Le coronavirus en cause, le SRAS-CoV (ou SARS-CoV en anglais), a donné une maladie sévère avec une mortalité élevée autour de 10 %. L'Organisation mondiale de la santé (OMS) considère que l'épidémie est terminée, à l'exception de quelques réémergences locales et souvent accidentelles[1].
En 2012, c'est le syndrome respiratoire du Moyen-Orient (MERS) qui naît en Arabie Saoudite. Le dromadaire est un hôte majeur du virus, sans savoir réellement comment il se transmet à l'homme : la consommation de lait de dromadaire a été évoquée. Fièvre, toux et difficultés respiratoires sont parmi les symptômes habituels du MERS, mais la présence d'une pneumonie (infection des poumons) est fréquente et la mortalité peut atteindre 36 %. La maladie n'est pas éradiquée, mais le virus ne semble pas se propager aisément d'une personne à l'autre. Il faut un contact étroit avec une personne infectée, par exemple lorsque des soins sont prodigués sans protection à un patient.

2. Le coronavirus, ou SARS-CoV-2, est-il un nouveau virus ?

Oui, dans le sens où l'on ne connaissait pas le SARS-CoV-2 avant son apparition en Chine en décembre 2019.

1. www.who.int/ith/diseases/sars/en/

Son autre nom scientifique, le premier qu'on lui ait donné, est d'ailleurs 2019-nCov, pour *nouveau coronavirus 2019*. La maladie donnée par ce virus est Covid-19, pour **Co**rona**vi**rus **d**isease 20**19**.
Son émergence commence à être mieux connue. Comme tous les virus et tous les micro-organismes en général, le coronavirus peut muter. Cela signifie que son génome, c'est-à-dire l'ensemble des gènes formant sa carte d'identité génétique, peut se modifier de manière spontanée.
Un virus mutant s'appelle une souche. Si un virus mutant parvient à se multiplier suffisamment, il donnera une nouvelle espèce. Mais les mutations vont dans les deux sens : mutation d'une souche moins virulente et/ou moins contagieuse vers une souche plus virulente et/ou plus contagieuse, ou l'inverse. Comme pour une bactérie, le virus peut aussi devenir résistant à certains traitements, ou au contraire plus sensible. En d'autres termes, mutation ne veut pas forcément dire aggravation.
C'est d'ailleurs souvent grâce à sa capacité de muter qu'un virus peut passer de l'animal à l'humain. Normalement, un virus est spécifique de son hôte et ne peut se transmettre qu'au sein de la même espèce, par exemple entre poulets ou entre porcs. On parle de « réservoir animal ». Dès lors qu'une mutation le permet, il pourra contaminer une autre espèce, par exemple l'être humain. Quand la transmission entre humains est possible (contamination interhumaine), l'épidémie peut commencer.
Les maladies données par des micro-organismes pathogènes (virus, bactérie…) qui se transmettent des animaux aux humains s'appellent des zoonoses. La maladie de Lyme est une zoonose transmise par la tique contaminée par une bactérie, la *borrelia*. Le paludisme en est une autre, transmise par le moustique infecté avec un parasite, le *Plasmodium*. On dit que l'animal qui transmet le micro-organisme est un vecteur.

Le SARS-CoV-2 est une espèce de coronavirus semblable au SRAS de 2003. Il est apparu à Wuhan, dans la province chinoise de Hubei, en décembre 2019. Son origine est probablement animale, avec une transmission interhumaine avérée. La maladie a initialement touché les clients et les commerçants du marché aux poissons de Wuhan, dans lequel on peut se procurer non seulement des poissons, mais aussi d'autres animaux mammifères[1]. Ce marché a été fermé le 1er janvier 2020.

3. Pourquoi les nouveaux virus viennent-ils souvent de Chine ?

La transmission d'un virus provenant d'un réservoir animal à l'homme suppose une grande promiscuité. Les marchés en Chine sont des lieux privilégiés pour cette transmission : on y vend des animaux vivants, des animaux morts, des abats, du lait… Poulets, porcs, poissons, fruits de mer, mais aussi serpents, rats, louveteaux, salamandres… ces *wet markets*, ou « marchés humides », brassent un très grand nombre d'animaux et d'humains, ce qui multiplie les contacts et les occasions de transmission des micro-organismes. Parfois il s'agit d'animaux vivants ou sauvages consommés directement.

Prenons l'exemple de l'épidémie de SRAS de 2003. Le réservoir animal du virus en cause, le SARS-CoV, était une chauve-souris. Le virus SARS-CoV a d'abord infecté un autre animal, la civette palmiste, qui a ensuite pu infecter l'homme grâce à des mutations. Or, la civette était culturellement très prisée de la population chinoise. Depuis 2003, il est interdit d'en vendre en Chine.

Autre raison : l'hygiène. Les normes et les conditions sanitaires des marchés en Chine ne sont pas les mêmes que dans les pays occidentaux, par exemple. Aussi la sécurité alimentaire est-elle

---

1. Li Q, Guan X, Wu P, Wang X, Zhou L, Tong Y, *et al.*, « Early transmission dynamics in Wuhan, China, of novel coronavirus-infected pneumonia », *N Engl J Med.*, 2020 Jan 29 ; NEJMoa2001316.

devenue une priorité pour le gouvernement central depuis de nombreuses années, mais partant d'une situation critique.
En somme, même si les virus animaux et humains prospèrent sur toute la surface du globe, la Chine a ceci de particulier qu'elle offre les conditions de transmission idéales entre espèces animales et humaines *via* ses grands marchés ouverts où sont vendus sans distinction espèces sauvages, vivantes ou mortes[1].

4. Le coronavirus est-il plus dangereux que la grippe saisonnière ?

En épidémiologie – la discipline scientifique qui étudie les maladies au sein des populations –, on préfère le terme de virulence à celui de dangerosité.
La virulence est la capacité d'un micro-organisme pathogène à se multiplier dans l'organisme qu'il a infecté (son hôte) et donc à générer des symptômes et, pour finir, une maladie. C'est son pouvoir pathogène. Plus un virus est virulent, plus le risque que l'individu qu'il infecte développe une forme grave (avec hospitalisation, en réanimation ou pas) ou décède augmente. Taux d'hospitalisation et nombre d'hospitalisation en réanimation sont de bons reflets de la virulence ou de la sévérité d'une maladie ou d'un virus.
La grippe est une menace mondiale qui a des répercussions sur tous les pays. Chaque année, d'après les estimations, on recense à l'échelle planétaire 1 milliard de cas, entre 3 et 5 millions de cas graves et entre 290 000 et 650 000 décès respiratoires liés à la grippe[2].

---

1. Robert G. Webster, « Wet markets – a continuing source of severe acute respiratory syndrome and influenza ? », *The Lancet* 363 (2004) : 234-236.
2. www.who.int/influenza/Global_Influenza_Strategy_2019_2030_Summary_French.pdf?ua=1

En France, pour la saison 2018-2019, un excès de mortalité, toutes causes et tous âges confondus, a été observé pendant l'épidémie de grippe, soit environ 13 100 décès en plus. Parmi les passages aux urgences pour grippe, 16 % ont donné lieu à une hospitalisation. La mortalité est estimée entre 0,1 % et 0,5 %. À noter que 2 % des décès sont survenus chez des enfants âgés de moins de 15 ans[1].

La dangerosité du coronavirus peut être évaluée par sa contagiosité (question n° 5), sa virulence et sa mortalité, ou plus précisément sa létalité.

Pour le coronavirus, d'après l'une des plus larges études publiées en Chine, sur 44 672 cas confirmés, 13,8 % étaient sévères, nécessitant une hospitalisation, et 4,7 % ont nécessité de la réanimation. Le taux de mortalité, ou plus précisément de létalité, qui est le rapport entre le nombre de personnes décédées et le nombre de personnes contaminées, était dans cette étude de 2,3 %. L'OMS affirme que la proportion de cas fatals à Wuhan était ainsi de 5,8 %, contre 0,7 % dans le reste de la Chine[2] ; elle évalue le taux de mortalité à 3,4 % au niveau mondial.

Ces taux apparaissent donc largement supérieurs à ceux de la grippe (taux de mortalité entre 0,1 et 0,5 %), mais sont surestimés. D'abord, ils sont temporaires pour le coronavirus et ne peuvent être définitivement calculés en l'absence du nombre réel de personnes contaminées. Ils montrent aussi qu'une même maladie est plus ou moins mortelle en fonction de la réponse qu'un pays lui apporte. La présence en nombre suffisant d'hôpitaux, de services de réanimation ou de respirateurs, par exemple, détermine la mortalité finale de la maladie.

Le taux de mortalité du coronavirus est également surestimé du fait que le nombre de personnes contaminées est forcément sous-estimé. Beaucoup de personnes infectées par le coronavirus ne sont pas recensées :

---

1. http://beh.santepubliquefrance.fr/beh/2019/28/pdf/2019_28_1.pdf
2. www.who.int/docs/default-source/coronaviruse/who-china-joint-mission-on-covid-19-final-report.pdf

– parce qu'elles ne sont pas détectées, ne présentant pas de symptômes, ou pas suffisamment pour consulter un médecin ou se rendre à l'hôpital ;
– parce que le test de dépistage n'est pas utilisé systématiquement par les professionnels de santé devant des symptômes mineurs (simple rhume), ou bien n'est pas disponible.
Ainsi, de nombreux cas de Covid-19 ne sont ni diagnostiqués ni rapportés aux autorités et ne sont donc pas comptabilisés dans les statistiques pour calculer le taux de mortalité. Par conséquent, si le nombre de cas réels est sous-estimé, le taux de mortalité, lui, est surestimé. Mathématiquement, les estimations auront donc tendance à attribuer une plus grande létalité au coronavirus qu'il ne l'est réellement, surtout en début d'épidémie[1]. Les experts prédisent plutôt des taux considérablement inférieurs à 1 % : un dépistage à large échelle en Corée du Sud, deuxième pays le plus touché après la Chine, évalue la mortalité à 0,6 %[2].

5. Le coronavirus est-il plus contagieux que la grippe saisonnière ?

La contagiosité est la capacité d'un micro-organisme pathogène, par exemple un virus, à être transmis d'un individu à l'autre.
On mesure la contagiosité par le taux de reproduction de base appelée R0 (prononcer « R zéro »). R0 est le nombre moyen de personnes à qui un individu infecté transmet le virus tant qu'il est contagieux. Plus une maladie est contagieuse, plus le risque qu'elle se transmette au sein d'une population augmente. Quand le R0 est inférieur à 1,

1. AS Fauci, *et al.*, « Covid-19 : Navigating the uncharted », *The New England Journal of Medicine*, DOI : 10.1056/NEJMp2002387 (2020).
2. www.scmp.com/week-asia/health-environment/article/3065187/coronavirus-south-koreas-aggressive-testing-gives

l'épidémie s'arrête. Quand il est supérieur à 2, elle se propage rapidement.
Prenons l'exemple de la rougeole, maladie causée par un virus du genre *Morbillivirus*. On considère que c'est une maladie très contagieuse, et pour cause : son R0 est de 12 à 18 personnes. Cela signifie qu'une personne contaminée par le virus de la rougeole, qu'elle ait développé des symptômes ou que le virus soit encore en période d'incubation, transmettra le virus à 12 à 18 personnes en moyenne.
On estime que le R0 du coronavirus se situe entre 2 et 2,5[1] (tableau 1). Une personne contaminée transmettra ainsi le virus à plus de 2 personnes en moyenne.
Attention : qui dit contagion ne dit pas systématiquement maladie ! On peut être contaminé par un virus et ne pas développer la maladie, par exemple si notre système immunitaire parvient à détruire le virus, ou si l'on est vacciné contre ce virus.
Par ailleurs, il est possible d'être contaminé par le coronavirus par quelqu'un ne présentant pas de symptômes, soit parce qu'il est encore en période d'incubation, soit parce qu'il est porteur sain.

Tableau 1
Comparaison grippe saisonnière et Covid-19

	Grippe saisonnière	Coronavirus/ Covid-19
R0 (Contagiosité)	1,3	2-2,5
Mortalité	0,1-0,5 %	0,6-3,4 %

1. www.who.int/docs/default-source/coronaviruse/who-china-joint-mission-on-covid-19-final-report.pdf

6. Quelle est la durée d'incubation du coronavirus et est-on contagieux pendant cette phase ?

La durée d'incubation est la durée entre la contamination, c'est-à-dire la pénétration du virus dans l'organisme, et l'apparition des symptômes de la maladie. Un individu contaminé connaît une phase d'incubation suivie d'une phase symptomatique (fièvre, toux, douleur thoracique, etc.). Pour le coronavirus, cette première phase est en moyenne de 5 à 6 jours, avec des extrêmes de 2 à 12 jours, ce qui justifie la période de quarantaine de 14 jours[1] (quatorzaine).
Des cas mentionnant une durée d'incubation plus longue restent pour l'instant isolés, comme celui d'un homme de 70 ans, habitant de la province de Hubei, en Chine, qui a contracté le coronavirus mais n'en a développé les symptômes que 27 jours après.
Les recherches sont en cours pour mieux comprendre la transmission du virus et les caractéristiques de sa contagion. Déterminer la durée d'incubation réelle est capital pour plusieurs raisons. D'abord, elle permet de fixer la période d'isolement ou de quarantaine. Cette période, pour être efficace en termes de santé publique et endiguer l'épidémie, doit être supérieure à la durée d'incubation, pour avoir la certitude qu'à l'issue de l'isolement les personnes ne seront plus malades. Si la période d'isolement est inférieure à la durée d'incubation, on risque de considérer les individus comme sains, alors qu'ils développeront les symptômes plus tard.
Il est également essentiel de savoir sur quelle durée les patients sont contagieux pour le contrôle de l'épidémie par les moyens conventionnels (détection précoce et isolement des patients, suivi des contacts, mesures barrières et mesures de « distanciation sociale »). Or, on ne sait pas si l'on peut être contagieux pendant la période d'incubation. Pour la grippe, par exemple, elle aussi due à un virus

1. www.pasteur.fr/fr/centre-medical/fiches-maladies/coronavirus-wuhan

(*influenza*) mais d'une famille différente du coronavirus, on est contagieux avant même d'avoir les symptômes : pendant 24 heures, on excrète le virus mais on n'a pas de signes.
Le Centre américain pour le contrôle et la prévention des maladies (CDC), une référence dans le milieu médical mondial, est par exemple très prudent et indique « que les gens sont les plus contagieux lorsqu'ils sont les plus symptomatiques [les plus malades, *nda*]. Une propagation est possible avant que les gens ne présentent des symptômes ; il y a eu des rapports de ce phénomène avec ce nouveau coronavirus, mais ce n'est pas considéré comme le principal moyen de propagation du virus[1] ».
Une étude scientifique allemande a en particulier semé le doute. Publiée le 30 janvier dans le *New England Journal of Medicine*[2], cette étude rapporte le cas d'une patiente chinoise, en voyage professionnel en Allemagne, qui aurait ainsi contaminé quatre hommes, alors qu'elle ne présentait aucun des symptômes connus. À son retour, elle est diagnostiquée porteuse du coronavirus, après avoir finalement ressenti les effets de la maladie. Ce cas clinique semble isolé et a beaucoup été critiqué pour sa méthodologie. En effet, les auteurs de l'article n'ont pas interrogé la patiente, qui manifestement présentait déjà des symptômes tels qu'une fatigue et des douleurs musculaires lors de son séjour allemand. Difficile toutefois d'écarter complètement une transmission pendant la période d'incubation.

7. Quels sont les symptômes de Covid-19 ?

Les symptômes de la maladie Covid-19 donnée par le coronavirus sont semblables à ceux de la grippe saisonnière ou

1. www.cdc.gov/coronavirus/2019-ncov/about/transmission.html
2. Rothe C., Schunk M., Sothmann P., *et al.* (2020), « Transmission of 2019-nCoV Infection from an Asymptomatic Contact in Germany », *New England Journal of Medicine*, January 30, 2020.

à un syndrome grippal. Ils peuvent varier d'une personne à l'autre, mais on retrouve majoritairement :
– de la fièvre, c'est-à-dire une température supérieure à 37,5 °C,
– de la fatigue,
– une toux sèche.

Certains patients présentent des douleurs, une congestion nasale, un écoulement nasal, des maux de gorge ou une diarrhée. Selon l'OMS, ces symptômes sont généralement bénins et ne sont pas spécifiques de cette maladie, ce qui en complique le diagnostic[1]. Par rapport à la grippe, ils semblent néanmoins plus progressifs, avec moins de fièvre et de douleurs musculaires.

Certaines personnes, bien qu'infectées, ne présentent aucun symptôme et ne se sentent pas malades. On parle alors de « porteurs sains », même si ce terme peut porter à confusion car le patient est potentiellement contaminant.

Environ 80 % des personnes guérissent sans avoir besoin de traitement particulier. Ce chiffre est probablement sous-estimé car les patients, ne ressentant pas la maladie ou simplement des signes mineurs ne consultent pas de structure de santé et ne sont pas répertoriés.

Dans de plus rares cas, la maladie présente des symptômes plus graves, notamment des difficultés respiratoires (dyspnée) liées à une pneumonie.

8. Quels sont les traitements de Covid-19 ?

Il n'existe pas actuellement de traitement spécifique vis-à-vis de ce type d'infection à coronavirus. Le traitement est donc symptomatique, c'est-à-dire qu'il dépend des symptômes présentés par le patient.

1. www.who.int/fr/emergencies/diseases/novel-coronavirus-2019/advice-for-public/q-a-coronaviruses

La majorité des personnes manifestant des symptômes légers se rétabliront d'elles-mêmes. Votre médecin peut vous recommander des mesures pour soulager vos symptômes, comme la prise de médicaments contre la fièvre et la douleur, tels que le paracétamol.
Des symptômes plus importants – difficultés respiratoires ou fréquence respiratoire élevée – peuvent traduire une complication : un appel au Samu Centre 15 est nécessaire. En cas de pneumonie, le traitement symptomatique consiste à pallier la déficience des organes touchés. En cas de détresse respiratoire, une assistance respiratoire plus ou moins importante est proposée. Le premier niveau consiste à administrer de l'oxygène (haute concentration) par voie nasale, au moyen de lunettes à oxygène. Lorsque celle-ci ne suffit pas à maintenir une oxygénation efficace, une ventilation mécanique peut être mise en place, soit de façon non invasive à l'aide d'un masque insufflant sous pression de l'air enrichi en oxygène, soit de façon invasive avec une intubation. Ces traitements sont du ressort de la réanimation et les patients sont endormis (anesthésie générale) et placés sous respirateur artificiel pour assurer la fonction respiratoire et protéger les poumons. Dans les cas les plus graves, d'autres techniques sont utilisées, comme la curarisation des patients, pour provoquer une paralysie musculaire et faciliter la ventilation mécanique, et le décubitus ventral (les malades sont positionnés alternativement sur le ventre et sur le dos pour redistribuer l'oxygène et le flux sanguin). En plus de l'oxygène, le monoxyde d'azote peut permettre d'améliorer l'oxygénation ; en dernier recours, une assistance respiratoire extracorporelle (ECMO, pour *Extra Corporeal Membrane Oxygenation*), disponible dans certains centres, est nécessaire. Comme en chirurgie cardiaque avec une circulation extracorporelle, le sang du patient est pompé dans les veines fémorales et oxygéné *via* une machine à travers une membrane recevant un mélange d'air et d'oxygène.

9. Peut-on guérir d'une infection au coronavirus ?

Oui ! C'est d'ailleurs ce qui arrive pour la majorité des personnes contaminées par le virus. Le taux de mortalité peut inquiéter, même s'il est probablement très surestimé (voir question 4) : 3,4 % selon l'OMS au niveau mondial, mais plus récemment revu à 0,6 % pour la Corée du Sud.

Plutôt que de voir le verre à moitié vide, on peut le voir à moitié plein et se dire que ce taux de mortalité correspond à un taux de survie ou de guérison compris entre 96,6 % et 99,4 %. La majorité des malades guérira sans intervention médicale : plus de 80 % au minimum.

Dans ce cas, les symptômes passent inaperçus (patients asymptomatiques) ou sont tellement mineurs qu'ils ne nécessitent aucune consultation. Un traitement contre les douleurs et la fièvre suffit, le plus souvent pris en automédication. En cas de consultation médicale, le même traitement symptomatique est souvent prescrit avec des consignes de bon sens : porter un masque pour ne pas contaminer son entourage, ne pas visiter des personnes fragiles et bien se laver les mains, par exemple.

Dans les études disponibles, environ 15 % des malades nécessitent une consultation hospitalière, voire une hospitalisation, et 5 % un séjour en réanimation. Ces pourcentages, eux aussi, sont probablement surestimés, compte tenu de l'absence de données sur le nombre réel de patients contaminés et non testés, mais ils nécessitent quand même quelques explications et une vigilance.

Les patients présentant des symptômes plus graves sont les plus fragiles : personnes âgées et/ou atteintes de pathologies respiratoires et cardiovasculaires chroniques, cancer, prise de traitements immunosuppresseurs tels qu'anticancéreux ou traitements antirejet chez les patients transplantés, etc. Heureusement, la guérison est possible, y compris chez ces patients, mais les soins doivent être mis en œuvre rapidement.

D'où mon conseil de ne pas tarder à consulter en cas d'aggravation des symptômes. Un appel au Samu Centre 15 vous permettra d'être orienté correctement et rapidement vers le service adéquat.
Hormis les patients requérant des soins en réanimation, les autres sont hospitalisés dans des unités de médecine souvent consacrées à la prise en charge de Covid-19. L'un des objectifs des «plans blancs» déclenchés dans les hôpitaux est justement de dégager des lits en annulant ou en reportant, par exemple, les interventions chirurgicales non urgentes, et de réserver des services entiers, si besoin, au traitement des patients atteints de coronavirus.
L'objectif est d'être en mesure de délivrer de l'oxygène aux patients qui en ont besoin, de mobiliser des équipes rodées et protégées et de diminuer le risque de contaminer les autres patients de l'hôpital venant pour tout autre chose.

10. Pouvait-on prévoir et empêcher la diffusion du coronavirus ?

Depuis des années, les experts virologues, infectiologues et épidémiologistes savent et disent que la question n'est pas: «Y aura-t-il une pandémie virale ?», mais plutôt: «Quand aura-t-elle lieu ?».
À chaque découverte d'un virus émergent, ils redoutent l'arrivée de cette pandémie tueuse. Le mot «pandémie» lui-même fait peur, même si sa définition est purement statistique (plus de deux continents atteints par un virus). Chaque année, nous assistons d'ailleurs à une pandémie grippale. Cette diffusion annuelle du virus grippal est liée au monde ultraconnecté dans lequel nous vivons et est inévitable. C'est bien grâce aux vols internationaux et à la très forte densité de population dans certaines régions du monde que les micro-organismes pathogènes peuvent voyager d'un bout

à l'autre de la planète en quelques heures. La notion de frontière est totalement inexistante pour les virus.
La question devient : quand apparaîtra LE virus plus dangereux que les autres ? Depuis toujours, les êtres humains ont été touchés, parfois décimés par des virus. En 1918, la grippe espagnole faisait des dizaines de millions de morts à cause d'une souche particulièrement virulente et contagieuse de H1N1. À l'époque, les mécanismes de transmission étaient méconnus et le système sanitaire peu développé.
D'autres pandémies, épidémies ou risques infectieux nous ont menacé ces dernières années de manière récurrente. Le syndrome respiratoire aigu sévère lié au coronavirus (SRAS) de 2003 a touché plus de 8 000 personnes dans le monde, tuant près de 10 % d'entre elles, suscitant une inquiétude mondiale et des conséquences économiques importantes, en Asie notamment. La première grippe pandémique du XXIe siècle est la grippe A (H1N1) de 2009, moins sévère que prévu, mais qui avait mobilisé tous les pays avec des stocks vaccinaux considérables.
En 2012-2013, le coronavirus du syndrome respiratoire du Moyen-Orient (MERS-CoV, un autre coronavirus) émerge au Moyen-Orient et se propage au-delà de la région. En 2014, Ebola, en Afrique de l'Ouest, touche trois pays africains et se répand dans six autres pays sur trois continents. En 2019, l'OMS a même déclaré que l'épidémie d'Ebola en République démocratique du Congo (RDC) constituait une urgence de santé publique de portée internationale[1]. En 2015, le virus Zika, transmis par le moustique, provoque des épidémies dans près de 70 pays, dont de graves atteintes chez les femmes enceintes au Brésil[2] (nouveau-nés atteints de microcéphalie).

---

1. https://news.un.org/fr/story/2019/07/1047721
2. « World Health Organization, Managing epidemics : key facts about major deadly diseases », World Health Organization, 2018 https://apps.who.int/iris/handle/10665/272442

Aujourd'hui, on sait qu'un virus est capable de muter et de passer d'une espèce à une autre, par exemple d'un réservoir animal à un humain. L'émergence de nouvelles espèces de virus est donc dans l'ordre de la nature et complètement imprévisible.

La question n'est donc pas tant celle de la prédiction, mais plutôt de la détection et de la préparation. Pour le coronavirus, la transparence des autorités chinoises et la collaboration des équipes scientifiques du monde entier ont été remarquables. Dès le week-end du 11-12 janvier 2020, les autorités chinoises partagent la séquence complète du génome du coronavirus qu'ils ont détecté à Wuhan dans des échantillons prélevés sur leurs premiers patients[1]. Cette séquence est cruciale pour mettre au point des tests diagnostiques spécifiques, identifier les options d'intervention et travailler à l'élaboration d'un vaccin.

La diffusion était donc inévitable, même si la Chine a pris des mesures drastiques pour en limiter les effets. Les seules questions à se poser dans tous les pays, y compris les plus pauvres, sont : nos systèmes de santé sont-ils prêts à gérer des épidémies et des pandémies ? Sommes-nous capables de protéger les populations les plus vulnérables ? Comment être réactifs en termes de prévention, de détection et de lutte contre les nouveaux virus ? Les réponses passent bien sûr par des mesures nationales, mais aussi par une collaboration internationale.

11. Qu'est-ce qu'un « cluster » ?

Le mot est sur toutes les lèvres. Partout, sur les chaînes de télévision ou dans la bouche des médecins, des épidémiologistes, des responsables de santé publique et même des responsables politiques, on entend le terme épidémiologique « cluster ».

1. www.ncbi.nlm.nih.gov/nuccore/NC_045512

Ce mot anglais signifie « grappe ». En épidémiologie, il est utilisé lorsque plusieurs cas d'une maladie rare se déclarent en des lieux proches et dans un intervalle de temps court. On pourrait parler d'agrégats spatio-temporels.
Le terme de « cluster » n'est pas réservé au coronavirus ou aux épidémies infectieuses. Par exemple, il a été récemment utilisé et popularisé dans une autre affaire de santé : les bébés nés sans bras[1]. Les cas de malformations semblaient se regrouper dans trois zones géographiques (Ain, Morbihan et Loire-Atlantique) et formaient des clusters. Leur étude permet de déterminer des facteurs de risques spécifiques et localisés à ces zones géographiques et d'expliquer la fréquence élevée des cas. L'objectif est, bien sûr, de mieux contrôler, voire d'éliminer ces facteurs de risques.
Dans le cas de l'épidémie à coronavirus, la détermination des clusters permet d'endiguer au maximum les cas d'infection aux endroits concernés, de retracer la chaîne de transmission des cas (et idéalement de remonter au fameux « patient zéro », c'est-à-dire le premier patient contaminé), d'isoler les sujets-contacts en les plaçant par exemple en quarantaine.
Le cluster n'a donc de sens qu'avant la phase épidémique. En phase épidémique, sorte de « cluster national », les foyers ont contaminé l'ensemble du territoire.

12. Quelles sont les mesures prises à chaque stade d'une épidémie ?

Une épidémie, peu importe le virus ou la bactérie qui la cause, suit toujours la même dynamique : introduction du micro-organisme, puis augmentation progressive du nombre de cas, pic épidémique correspondant au temps où un maximum de personnes sont infectées, et enfin diminution progressive et stabilisation (fig. 2).

---

1. www.sciencesetavenir.fr/sante/bebes-sans-bras-les-experts-scientifiques-livrent-leurs-premiers-resultats_135479

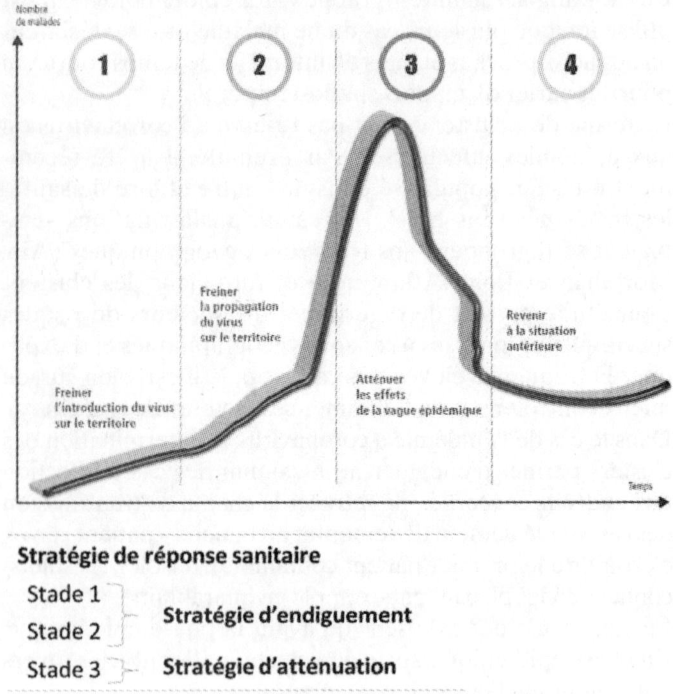

Figure 2 : Stratégie de réponse en fonction du stade de l'épidémie[1]

On distingue classiquement 4 stades qui correspondent à différentes stratégies de réponse sanitaire :

- Stade 1 : on freine l'introduction du virus sur le territoire ;
- Stade 2 : on freine la propagation du virus sur le territoire ;
- Stade 3 : le pic épidémique est atteint ;
- Stade 4 : retour à la situation initiale.

1. https://solidarites-sante.gouv.fr/IMG/pdf/guide_methodologique_covid-19-2.pdf

L'objectif est d'endiguer la propagation du virus afin de limiter le pic épidémique et/ou de le retarder. C'est la capacité d'absorption du système sanitaire qui est en jeu. Plus le pic épidémique sera fort et/ou rapide, plus les hôpitaux, notamment les services de réanimation, devront accueillir de malades. On le sait, les hôpitaux ne sont pas extensibles et de leur robustesse dépendent la santé et la sécurité des malades. On peut craindre une réelle perte de chance pour les patients en cas d'afflux massif et non anticipé. C'est pourquoi la stratégie de lutte est différente en fonction de la cinétique du virus, c'est-à-dire de sa capacité à diffuser dans une population (fig. 3).

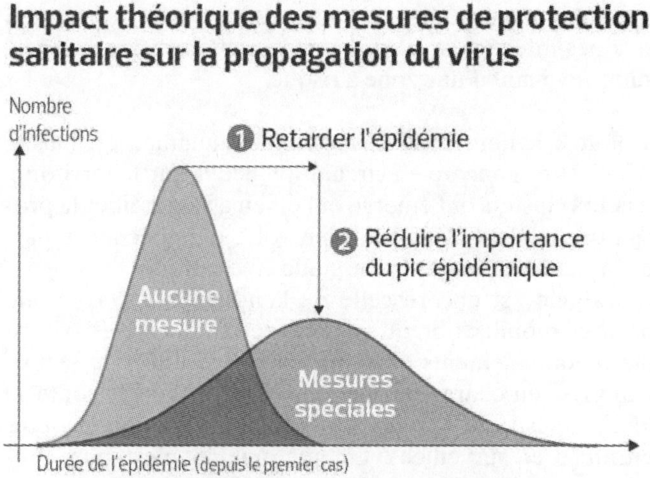

Figure 3 : Impact théorique des différentes stratégies de lutte contre le virus[1]

---

1. www.lefigaro.fr/sciences/lorsque-la-france-passera-en-phase-3-20200308

Au **stade 1**, on dénombre quelques cas sur le territoire, parfois des cas regroupés, ou clusters. La stratégie à adopter est celle de l'endiguement : elle vise à éviter ou à retarder la vague épidémique.
En France, cette stratégie repose sur les 6 piliers du plan ORSAN REB (**O**rganisation de la **R**éponse du système de santé en situations **SAN**itaires exceptionnelles, **R**isque **É**pidémique et **B**iologique), qui doit être mis en œuvre par chaque agence régionale de santé (ARS) du territoire, équivalent de la préfecture au niveau sanitaire[1] (fig. 4). C'est la mise en alerte du système de santé qui est mobilisé pour dépister les cas possibles, isoler les malades, prendre en charge les cas graves dans les établissements de santé habilités et identifier rapidement les cas-contacts, chez qui on suspecte une infection. Il s'agit aussi de contrôler les retours des zones infectées, avec une mise en quatorzaine des personnes revenant d'une zone à risque.

Au **stade 2**, le nombre de cas continue d'augmenter, mais le virus n'est pas encore en circulation active sur le territoire. Plusieurs clusters ont émergé et l'enjeu est de freiner la propagation du virus et de retarder, voire d'empêcher le passage au stade 3, c'est-à-dire le stade épidémique.
La stratégie est encore celle de l'endiguement, avec une plus large mobilisation du système de santé. Une deuxième ligne d'établissements de santé est activée, afin de sécuriser la prise en charge des patients. Les personnes contacts que l'on suspecte d'avoir été contaminées doivent être identifiées et surveillées. La quatorzaine n'est plus préconisée pour les personnes revenant de zones à risque car elles sont trop nombreuses. On recommande plutôt de ne pas rendre visite aux personnes fragiles et d'éviter les lieux publics qui brassent beaucoup de personnes (cinéma,

1. https://solidarites-sante.gouv.fr/IMG/pdf/guide_situation_sanitaire_exceptionnelle.pdf

restaurant, rassemblement). Les voyages et déplacements sont déconseillés. La mise en quatorzaine est réservée pour les contacts à haut risque. Les rassemblements de plus de 5 000 personnes (ou moins) en milieu confiné peuvent par exemple être annulés, ainsi que les rassemblements en milieu ouvert s'ils accueillent des personnes provenant de zones à risque.

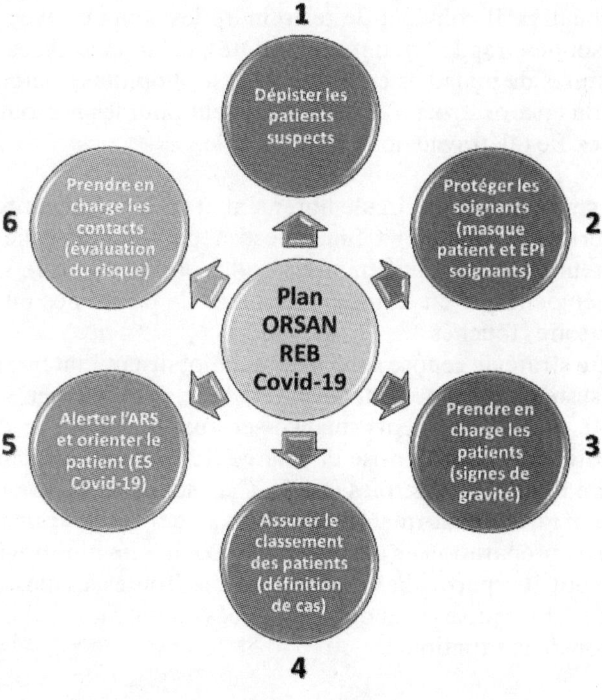

Figure 4 : Les 6 actions clés de la stratégie d'endiguement[1] (stades 1 et 2)

1. https://solidarites-sante.gouv.fr/IMG/pdf/guide_methodologique_covid-19-2.pdf

Dans les zones géographiques de clusters, des mesures spécifiques plus contraignantes sont mises en œuvre :
– interdiction des rassemblements collectifs,
– fermeture des établissements scolaires,
– recommandation aux habitants de réduire au minimum leurs déplacements, autres que pour les besoins primaires (aller faire ses courses, par exemple). On évite de se rendre dans des lieux publics clos tels que restaurants, cinémas et théâtres. Il convient de restreindre les contacts avec les personnes fragiles (femmes enceintes, personnes âgées ou atteintes de maladies chroniques) et les hôpitaux, maternités ou encore structures d'hébergement pour les personnes âgées. Le télétravail doit être privilégié.

Au **stade 3**, le virus circule librement et activement sur tout le territoire : c'est l'épidémie. La stratégie est alors celle de l'atténuation, afin de minimiser le plus possible les effets du pic épidémique en termes de nombre de personnes ou de territoires touchés.
Cette stratégie repose sur 3 axes qui mobilisent l'intégralité du système de santé : médecine de ville, établissements de santé et établissements médico-sociaux, tant pour le diagnostic que pour la prise en charge des patients, avec une claire définition des rôles (fig. 5). Cela suppose une coordination rapide et de qualité de tous les acteurs, et donc un travail de préparation en amont. Les personnes les plus fragiles doivent être particulièrement protégées. Toutes les mesures et décisions prises sont dimensionnées en fonction de l'évolution de la situation.

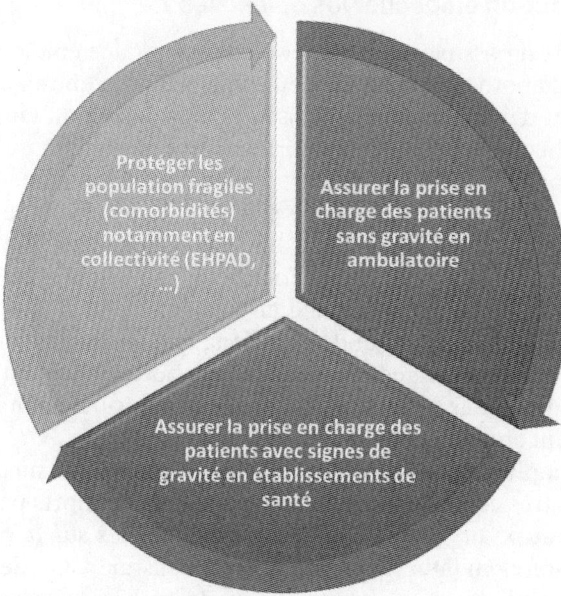

Figure 5 : Les 3 axes de la stratégie d'atténuation[1]

➔ Le passage au stade 3 ne doit pas refléter un caractère dramatique : il est l'évolution naturelle d'une épidémie. Le pays doit continuer à vivre le plus normalement possible, comme c'est le cas chaque hiver avec l'épidémie de grippe saisonnière.

Aucune stratégie spécifique n'est employée au stade 4, qui correspond à un retour naturel à l'état initial.

1. https://solidarites-sante.gouv.fr/IMG/pdf/guide_methodologique_covid-19-2.pdf

13. Peut-on empêcher les épidémies ?

Oui, il est possible d'empêcher ou de limiter une épidémie. Tout d'abord, si le virus est peu contagieux, il n'entraîne pas ou peu d'épidémie. Plus précisément, si son R0, ou taux de reproduction de base, est inférieur à 1, cela signifie qu'une personne infectée contamine en moyenne moins d'une personne. Avec le temps, de moins en moins de personnes seront donc infectées et l'épidémie n'aura pas lieu ou s'éteindra.
À l'inverse, si le R0 est supérieur à 1, cela signifie qu'une personne infectée contamine en moyenne plus d'une personne. L'évolution attendue est donc une augmentation du nombre de personnes infectées, et donc potentiellement une épidémie. Dans cette situation, seules des mesures sanitaires peuvent endiguer une épidémie ou la retarder.
L'exemple de la variole est assez parlant. Cette maladie virale très contagieuse a causé des milliers de morts par an jusqu'au XVIIIe siècle. Elle donne des pustules sur la peau, d'où son nom latin *varus*, qui signifie « pustule ». Or, depuis 1977, plus de trace de variole sur la planète ! Comment est-on parvenu à ce résultat ? Grâce aux résultats conjoints de campagnes de vaccination massive et d'une stratégie de surveillance et d'endiguement. Aujourd'hui, les seuls virus de la variole sur la planète sont détenus par des laboratoires habilités par l'OMS dans le cadre de projets de recherche.
Si la contagiosité vaut 1 (R0 = 1), que se passe-t-il ? Cela signifie qu'une personne infectée contamine une seule autre personne. Le nombre de nouveaux cas va continuer d'augmenter, mais il est peu probable qu'il y ait une épidémie.
Il faut également distinguer la notion d'épidémie et la notion de gravité. Une maladie peu sévère qui devient épidémie n'est pas très grave à condition que le système sanitaire puisse traiter les malades. À l'inverse, une maladie sévère qui devient épidémie est grave, avec des conséquences sanitaires importantes. Tout dépend donc de la virulence et de la sévérité du virus en cause, avec tous les cas de figure possibles :

peu sévère et peu contagieuse, peu sévère mais contagieuse, sévère et peu contagieuse, sévère et contagieuse. Ce dernier scénario est bien sûr le pire, mais il est de plus en plus improbable, au vu du recul et de l'expérience chinoise, sauf débordement du système sanitaire.

14. Quelle est la différence entre une épidémie et une pandémie ?

On parle d'**épidémie** (« à la maison » en grec ancien) lorsque le nombre de nouveaux cas d'une maladie augmente rapidement en un lieu et un temps donnés. En France, la grippe dite saisonnière touche chaque hiver entre 2 et 8 millions de personnes[1]. Il y a donc une épidémie de grippe chaque année en France. Elle dure entre 4 et 12 semaines.
La grippe est une maladie mortelle, puisqu'elle tue chaque année autour de 10 000 personnes, pour l'essentiel des personnes âgées ou fragiles. Notons que 2 % des décès concernent des enfants de moins de 15 ans, ce qui ne semble pas être le cas avec le coronavirus, puisque les enfants sont même «protégés» (formes mineures de contamination et aucun décès).
Une **pandémie** (du grec *pan*, qui signifie «tout», et de *demos*, «peuple»), quant à elle, est un phénomène mondial. L'épidémie est étendue à une large zone géographique sur plusieurs continents. Les critères pour définir une pandémie ne sont pas toujours les mêmes d'un organisme à l'autre ou d'un scientifique à l'autre. Aussi les questions précises: «À partir de combien de personnes infectées, de combien de pays ou de continents touchés peut-on parler de pandémie ? » n'ont-elles pas de réponse univoque.
La lèpre, la peste, le typhus, le paludisme, la tuberculose, le VIH-sida sont autant de maladies devenues des pandémies.

1. www.inserm.fr/information-en-sante/dossiers-information/grippe

Selon l'OMS, « une pandémie de grippe survient lorsqu'un nouveau virus grippal apparaît et se propage dans le monde entier, en l'absence d'immunité dans la grande majorité de la population. En général, les virus qui ont provoqué des pandémies dans le passé avaient pour origine des virus grippaux de l'animal[1] ».
Par extension, on parle de pandémie en cas de propagation mondiale d'une nouvelle maladie. Les infections ne sont donc plus les seules maladies à être considérées comme des pandémies : l'OMS considère par exemple que l'obésité est une « épidémie globale »[2].

15. Le vaccin contre la grippe me protège-t-il du coronavirus ?

Non, puisque le vaccin antigrippal est composé de fragments inactifs de virus *influenza* (virus responsables de la grippe) issus de trois ou quatre souches différentes, mais absolument pas de coronavirus.
Par exemple, le vaccin antigrippal de l'hiver 2019-2020 protège contre quatre types de virus, qui circulent potentiellement le plus :

- virus de type A (H1N1)
- virus de type A (H3N2)
- virus de type B prélevé au Kansas (États-Unis)
- virus de type B prélevé à Phuket (Thaïlande).

Les virus de la grippe, comme tous les virus, évoluent constamment et ne sont pas toujours identiques d'une année sur l'autre. Il faut donc se faire vacciner tous les ans.

---

1. www.who.int/csr/disease/swineflu/frequently_asked_questions/pandemic/fr/
2. Jacobi, David & Buzelé, Rodolphe & Couet, Charles (2010), « Are we facing an obesity pandemic ? », *Presse médicale* (Paris, France : 1983), 39. 902-6.

L'objectif de l'industrie pharmaceutique qui produit les vaccins est d'avoir une longueur d'avance sur les virus, de fabriquer un vaccin avant même que le virus ne commence à se propager sérieusement et de vacciner les personnes les plus vulnérables dès le mois d'octobre. Le taux d'efficacité est variable selon les années et les personnes vaccinées, généralement entre 30 et 80 %. La Haute Autorité de santé (HAS) recommande la vaccination pour les personnes particulièrement exposées aux risques de complications graves de la grippe[1] :

– les personnes de 65 ans et plus ;
– les personnes atteintes de certaines maladies chroniques dont la liste est donnée dans le calendrier des vaccinations et recommandations vaccinales ;
– les femmes enceintes ;
– les personnes souffrant d'obésité (IMC égal ou supérieur à 40 kg/m^2) ;
– l'entourage des nourrissons de moins de 6 mois à risque de grippe grave (dans l'objectif de protection des nourrissons qui ne peuvent pas être vaccinés) et des personnes immunodéprimées.

Dans le cas du coronavirus, un vaccin est en cours de développement et sera disponible *a posteriori*, puisqu'il n'était pas possible de prédire et d'anticiper l'émergence d'un nouveau virus. Plusieurs mois seront nécessaires pour produire ce vaccin préventif et en assurer la sécurité auprès des patients. Il n'est en effet pas question de mettre au point un vaccin qui aurait, par exemple, des effets secondaires plus importants que la maladie contre laquelle il est censé protéger ! Des essais sont déjà en cours dans plusieurs pays et une collaboration étroite existe entre les chercheurs et les industries du médicament au niveau mondial.

---

1. www.ameli.fr/assure/sante/assurance-maladie/campagnes-vaccination/vaccination-grippe-saisonniere

Gageons aussi que la défiance vis-à-vis de tous les vaccins diminue et que le coronavirus ait réveillé les consciences en faveur de la vaccination préventive à l'avenir !

> ➔ Faites-vous vacciner contre la grippe, notamment si vous êtes parmi les personnes les plus fragiles, qui sont aussi concernées par le coronavirus. Autant ne pas attraper les deux maladies en même temps ! De plus, si vous êtes vacciné contre la grippe, le diagnostic de votre médecin sera facilité ; en effet, si vous présentez des symptômes grippaux, on penchera plus facilement pour le coronavirus en cas de vaccination antigrippale.

Se protéger du coronavirus et de Covid-19

16. Comment se transmet le coronavirus ?

Le coronavirus se transmet essentiellement par ce que l'on appelle les gouttelettes respiratoires, c'est-à-dire les projections occasionnées lorsque l'on tousse, éternue, postillonne ou que l'on se mouche. Elles viennent donc de la salive ou de sécrétions nasales de personnes contagieuses qui contiennent des particules virales capables de s'introduire dans un autre organisme.

Il est aussi possible que les projections atteignent directement le visage d'une personne saine. Cela nécessite un contact proche : moins d'un mètre.

Le coronavirus peut aussi être transmis *via* les mains. Voyez plutôt : on tousse, on éternue et l'on se mouche, puis on porte sa main à la bouche ou au visage et l'on contamine ensuite tous les objets et les surfaces que l'on touche !

D'où l'importance des gestes d'hygiène à appliquer au quotidien et par tous. Sans compter les mesures spécifiques lorsque l'on vit ou que l'on travaille au contact de personnes vulnérables.

Par ailleurs, le risque de propagation du virus par voie aérienne est quasiment nul au-delà de 2 mètres. Le virus ne « vole » pas dans les airs ! Les particules virales ne survivent d'ailleurs pas plus longtemps que quelques heures sur les surfaces sèches.

17. Que faire pour ne pas attraper le coronavirus ?

Les mesures préventives pour éviter d'être contaminé par le virus reposent sur des réflexes de bon sens à mettre en place au quotidien. Les « gestes barrières » adoptés au quotidien font barrage aux virus et contribuent à se protéger et à protéger son entourage (fig. 6).

• *Se laver les mains soigneusement et régulièrement*

On préconise un lavage toutes les heures et dès que vous avez été en contact avec des surfaces potentiellement contaminées : en sortant des transports en commun ou des toilettes ou après vous être touché le visage.
Il faut évidemment continuer à se laver les mains avant de manger.
Lavez-vous les mains à l'eau (si possible chaude) et au savon, ou, en l'absence de point d'eau disponible, avec une solution hydroalcoolique. Le lavage doit être systématiquement réalisé avec un savon, de préférence liquide, en respectant un temps de lavage minimum de trente secondes. N'oubliez pas les poignets, le dos des mains, l'espace entre les doigts et les ongles. Il est nécessaire de bien rincer et sécher les mains avec des essuie-mains jetables ou des serviettes propres. En revanche, il est inutile de se rincer les mains à l'eau si vous avez utilisé du gel hydroalcoolique. Un lavage efficace permet de se débarrasser complètement des particules virales.
Pas trop d'inquiétude à avoir sur les sèche-mains électriques, parfois décrits comme des aérosols à microbes et donc à virus. Ces sèche-mains à air chaud ne posent pas de problème si vous y séchez des mains propres, correctement lavées. En revanche, évitez les serviettes en tissu utilisables par plusieurs personnes ou les rouleaux de tissu des sèche-mains collectifs. Mieux vaut vous sécher à l'air libre !

➔ Comme nous le faisons à l'hôpital, utilisez la serviette en papier pour vous sécher et pour fermer le robinet d'eau. Et ce afin d'éviter de vous « recontaminer » en touchant avec vos mains propres un robinet sale. Vous pouvez même garder le papier et l'utiliser pour sortir des toilettes en saisissant la poignée de porte avec et en le jetant une fois à l'extérieur.

• *Tousser et éternuer dans le pli du coude et se moucher dans un mouchoir à usage unique à jeter aussitôt après*

Ces deux gestes évitent la propagation des gouttelettes respiratoires contenant des particules virales. N'oubliez pas de vous laver les mains après vous être mouché, ou si vous avez toussé ou éternué dans vos mains.

• *Éviter de se serrer la main ou de se faire la bise pour se saluer*

L'objectif est de diminuer les risques de propagation du virus de main à main, ou *via* des gouttelettes qui pourraient avoir laissé des particules virales sur le visage.

• *Garder un mètre de distance avec les personnes qui toussent et éternuent*

Si elles sont contaminées par le virus, elles peuvent projeter autour d'elles des gouttelettes contenant des particules virales venant de la salive ou de sécrétions nasales. Vous pourriez alors soit inhaler ces gouttelettes, soit toucher avec vos mains une surface contaminée avec ces gouttelettes puis les porter à votre visage.

• *Éviter de vous toucher les yeux, le nez et la bouche*

Ce sont les portes d'entrée du virus, lui permettant ensuite de se multiplier et de vous rendre malade.

→ En cas de fièvre ou de sensation de fièvre, de toux, de nez qui coule ou encombré, de difficultés respiratoires ou de manière générale si vous ne vous sentez pas bien, restez chez vous et appelez votre médecin ou le Samu Centre 15. Un interrogatoire téléphonique précis et une description de vos symptômes permettront au professionnel de santé d'évaluer votre situation et de vous proposer une consultation ou non. La téléconsultation avec votre médecin est également une solution intéressante. Ne vous rendez pas directement chez votre médecin ou aux urgences car, si vous êtes effectivement contaminé, donc contagieux, vous risquez transmettre le virus aux autres. Lorsque vous présentez ces symptômes, évitez tout contact avec votre entourage tant que vous n'aurez pas vu ou échangé avec un médecin. Enfin, portez un masque.

• *Informez-vous de l'évolution de Covid-19*

Suivez les recommandations données quotidiennement notamment sur le site gouvernement.fr/info-coronavirus, ou au numéro vert 0800 130 000 (appel gratuit).
Le numéro du Samu Centre 15 est un numéro d'urgence à réserver aux situations d'urgence !

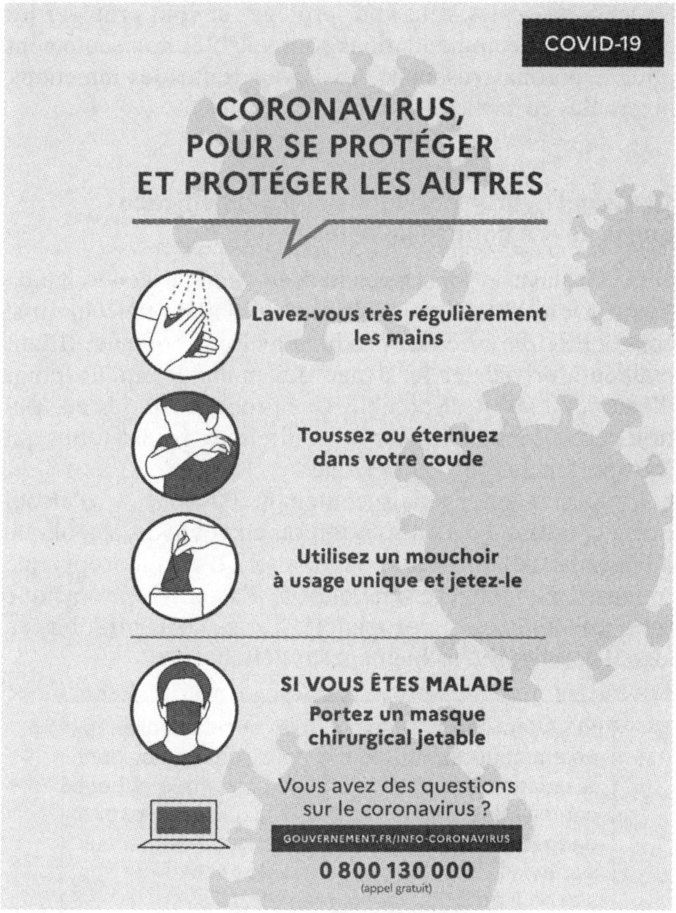
COVID-19
CORONAVIRUS,
POUR SE PROTÉGER
ET PROTÉGER LES AUTRES
Lavez-vous très régulièrement
les mains
Toussez ou éternuez
dans votre coude
Utilisez un mouchoir
à usage unique et jetez-le
SI VOUS ÊTES MALADE
Portez un masque
chirurgical jetable
Vous avez des questions
sur le coronavirus ?
GOUVERNEMENT.FR/INFO-CORONAVIRUS
0 800 130 000
(appel gratuit)

Figure 6 : Les gestes barrières[1]

1. www.gouvernement.fr/info-coronavirus

Grâce à ces gestes, vous vous protégez et vous protégez les autres. Ces recommandations sont valables non seulement pour le coronavirus, mais aussi pour toutes les infections, hivernales en particulier.

18. Le gel hydroalcoolique est-il plus efficace que le savon pour se laver les mains ?

Non. Un lavage consciencieux des mains à l'eau chaude et au savon est tout aussi efficace qu'un lavage (tout aussi consciencieux) avec des produits hydroalcooliques. Il faut d'ailleurs privilégier le lavage des mains lorsqu'un point d'eau potable est disponible. Ces produits utilisés en friction permettent d'éliminer les gouttelettes respiratoires qui transportent les particules virales.

• Privilégiez un produit contenant 60 à 70 % d'alcool (avec la norme NF) en solution ou en gel hydroalcoolique à base d'alcool éthylique (ou éthanol), d'alcool propylique (propane-1-ol ou n-propanol) ou d'alcool isopropylique (propane-2-ol ou isopropanol) Cette concentration en alcool doit figurer visiblement sur l'étiquetage.

> ➔ Attention à certains gels hydroalcooliques, notamment ceux qui sont vendus sur Internet, dont la composition est douteuse ou inconnue et peut contenir des produits au mieux inefficaces, au pire dangereux. Contrairement à beaucoup de réseaux sociaux, l'OMS donne des recettes fiables sur son site pour en fabriquer soi-même[1].

1. Guide de production locale. Formulations des produits hydroalcooliques recommandés par l'OMS : www.who.int/gpsc/5may/tools/system_change/guide_production_locale_produit_hydro_alcoolique.pdf?ua=1

• Frictionnez soigneusement vos mains dans leur ensemble pendant 30 secondes avec le produit, jusqu'à l'obtention de mains sèches. Aucune partie des mains ne doit être oubliée : dos, paume, pouces, espaces interdigitaux et dos des doigts. Ces produits sont à utiliser sur des mains visiblement non souillées.

• Si vous ne pouvez vous en procurer (rupture de stock), votre médecin peut vous le prescrire et les pharmaciens sont désormais autorisés à en constituer eux-mêmes avec de l'alcool à 95°, de l'eau oxygénée à 10 volumes, de la glycérine et de l'eau distillée. Le mélange est ensuite placé en quarantaine pendant 72 heures pour permettre une stérilisation efficace et un conditionnement en flacon.

Dans tous les cas, lavez-vous les mains ou frictionnez-vous régulièrement avec une solution hydroalcoolique, toutes les heures par exemple. Chacun d'entre nous touche des objets potentiellement contaminés au cours de la journée : barre du métro, téléphone portable, poignées de porte, bureau… Vous pouvez aussi utiliser des lingettes désinfectantes pour nettoyer régulièrement vos objets usuels : écrans, claviers, stylos et poignées de porte, etc.

Sans tomber dans une nosophobie (peur des microbes) ou une véritable paranoïa, l'hygiène des mains est indispensable pour rester en bonne santé toute l'année, et particulièrement en cas d'épidémie.

19. J'ai été en contact avec une personne atteinte du coronavirus, que dois-je faire ?

Si vous avez été en contact avec une personne atteinte par le coronavirus, au travail ou à la maison, il est possible que vous ayez été contaminé… mais rien ne sert de paniquer ! Continuez à respecter les gestes d'hygiène au quotidien (question 17) : lavage de mains régulier, ne pas serrer les mains ou faire la bise, etc.

Prenez également votre température deux fois par jour, afin de savoir si vous avez de la fièvre, et surveillez l'apparition d'autres symptômes : toux, nez qui coule ou encombré. Si vous vous sentez vraiment mal ou si vous avez des difficultés à respirer, appelez votre médecin ou le Samu Centre 15.

> ➔ Si vous pensez avoir été en contact avec une personne malade, portez un masque de type chirurgical pendant 14 jours (durée d'incubation). Comme pour la grippe, cela évitera que vous ne contaminiez votre entourage en excrétant du virus et en projetant de fines gouttelettes invisibles.

Ne vous déplacez pas sans l'avis d'un médecin car vous êtes peut-être contagieux. Par ailleurs, évitez tout contact avec des personnes fragiles (personnes âgées ou atteintes d'une maladie chronique, femmes enceintes), les lieux où elles se trouvent (hôpital, maternité, école, structure d'hébergement pour personnes âgées), ainsi que les sorties dans les lieux publics, sauf si c'est indispensable (restaurant, transports, rassemblement).

Vous pouvez aussi appeler le numéro vert unique pour poser vos questions et vous informer sur le coronavirus : **0 800 130 000**. Il est ouvert 24 heures sur 24 et 7 jours sur 7 (appel gratuit depuis un poste fixe en France). Vous ne pourrez cependant pas recevoir des conseils médicaux relatifs à votre situation personnelle sur cette plateforme. Ce numéro permet en revanche d'obtenir des informations générales sur Covid-19 et des conseils si vous avez voyagé dans une zone où circule le virus, ou si vous avez côtoyé des personnes qui y ont circulé.

➔ Pour les personnes sourdes et malentendantes, le site du gouvernement propose des réponses: www.gouvernement.fr/info-coronavirus. En cas d'urgence, le 114 est le numéro d'appel d'urgence pour les sourds et malentendants. Numéro unique, national, gratuit et accessible par visiophonie, tchat, SMS ou fax, 24 heures sur 24, 7 jours sur 7, avec des agents de régulation, sourds et entendants, pour gérer votre appel et contacter le service d'urgence le plus proche.
Vous pouvez aussi télécharger l'application Urgence 114 sur votre smartphone depuis les stores iOS et Android, ou appeler le 114 depuis le site Internet urgence114.fr, ou encore envoyer un SMS au numéro 114.

20. Comment ne pas transmettre le coronavirus à mon entourage si je suis malade ?

Si vous êtes malade, votre médecin vous expliquera toutes les mesures à prendre. Contrairement aux premiers stades avant l'épidémie, dès lors que le virus circule librement, l'hospitalisation n'est pas automatique. En revanche, il faut éviter de transmettre la maladie. Le confinement à domicile consiste à rester chez soi pendant la durée des symptômes et de la maladie : c'est la bonne conduite à tenir.

Ne pas sortir permet d'éviter de transmettre le virus à d'autres. Cela demande un peu d'organisation. Pour vous procurer à manger, demandez de l'aide à vos proches ou utilisez un service de livraison à domicile. Les personnes ne doivent cependant pas entrer dans votre logement, afin de restreindre les contacts. Vous devrez par exemple porter un masque lorsque vous ouvrirez votre porte et le garder si vous vivez avec d'autres personnes.

D'ailleurs, les personnes avec qui vous vivez sont susceptibles d'avoir été contaminées par vous. Elles aussi doivent donc rester confinées autant que faire se peut et porter un masque (voir question 21).
La période de confinement s'achève quand la maladie est guérie. Rappelez votre médecin pour évaluer à nouveau votre état de santé. Lui seul pourra vous autoriser à lever ces mesures et à sortir à nouveau de chez vous.

> ➔ En cas d'aggravation des symptômes (toux asphyxiante, difficultés respiratoires, cyanose / coloration bleutée des extrémités et des lèvres, sueurs profuses…), appelez le Samu Centre 15. Une hospitalisation sera peut-être nécessaire dans un service approprié, mais ne vous y rendez pas seul.

21. Quels masques sont efficaces pour ne pas transmettre le coronavirus ?

Tout d'abord, il est important de garder à l'esprit qu'il n'est en aucun cas recommandé de porter au quotidien un masque, quel qu'il soit, sauf si :

– vous êtes professionnel de santé ;
– vous vous occupez d'une personne infectée ou potentiellement infectée par le coronavirus ;
– le risque que vous soyez malade est très élevé, si vous venez d'une zone à risque ou si vous avez été en contact avec une personne malade ;
– vous avez de la fièvre, vous toussez, vous éternuez ;
– vous êtes malade de façon avérée.

Dans ces cas uniquement, il peut être utile de porter un masque qui couvre la bouche, le nez et le menton, afin de limiter le risque de propagation du virus. Dans toutes les autres situations, il est simplement conseillé de respecter les gestes d'hygiène et les recommandations des autorités.

Quel masque porter alors ? Il en existe de deux types : le masque chirurgical et le masque de type FFP2 (Filtering Face Piece, fig. 7).

• Les masques filtrants de type FFP2 sont des appareils de protection respiratoire. Ils protègent des gouttelettes projetées, mais aussi des potentielles particules virales en suspension dans l'air. Le chiffre indique l'efficacité du filtre : 1, 2 ou 3. Vous le trouverez sur l'emballage et sur le masque lui-même. Les masques FFP2 filtrent au moins à 94 %. Ces masques sont réservés aux personnels hospitaliers formés, en contact étroit et prolongé avec des cas confirmés et qui réalisent des gestes médicaux à risque. Vous ne pouvez pas réutiliser un masque de type FFP2 que vous avez retiré. Vous devez respecter la durée de port du masque indiquée sur la notice d'utilisation qui est dans tous les cas inférieure à 8 heures sur une seule journée. Ces masques ont une date de péremption au-delà de laquelle leur efficacité n'est plus garantie.

• Les masques antiprojections dits « chirurgicaux » sont des dispositifs médicaux. Tout comme les masques de type FFP2, ils protègent des projections de gouttelettes, mais pas des particules virales en suspension dans l'air. Là aussi, il y a 3 niveaux d'efficacité : I, II ou IIR. Ils sont préconisés pour les personnes malades ou à risque d'avoir été contaminées. Ils sont à usage unique et doivent être changés au moins toutes les 4 heures.

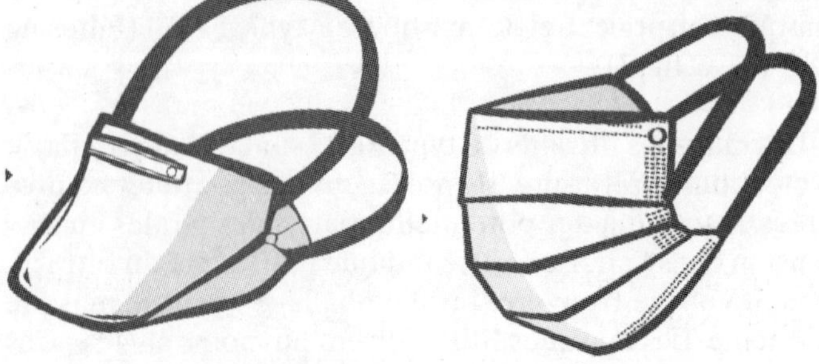

Figure 7 : Masque de type FFP2 (à gauche) et masque chirurgical[1] (à droite)

Vous trouverez des masques en pharmacie sur ordonnance de votre médecin uniquement. Si vous êtes professionnel de santé, c'est votre structure qui doit vous en procurer, ou bien la pharmacie sur présentation de votre carte de professionnel de santé.

Mais porter un masque ne dispense pas des mesures d'hygiène qu'il faut continuer à suivre. Et surtout, l'efficacité du masque, qu'il soit chirurgical ou de type FFP2, repose sur sa bonne utilisation. Un masque FFP2 ne sera pas plus efficace qu'un masque chirurgical s'il est mal ajusté !

- Avant de mettre votre masque, lavez-vous les mains à l'eau chaude et au savon ou avec une solution hydroalcoolique.
- Vérifiez que le masque n'est ni troué ni déchiré.
- Positionnez le masque sur votre visage et dans le bon sens : il doit recouvrir votre nez et votre bouche. Pour les masques chirurgicaux, la bande métallique doit être positionnée au niveau de votre nez et la surface colorée doit se trouver vers l'extérieur.

1. www.inrs.fr/media.html?refINRS=A%20763

• Ajustez-le au mieux et pincez la bande métallique, afin qu'il épouse la forme de votre nez. Tirez le masque vers le bas afin de le déplier. Une fois positionné, évitez de le toucher et jetez-le dans une poubelle fermée une fois que vous l'avez enlevé. Lavez-vous une fois encore les mains. S'il devient humide à cause de votre respiration, par exemple, vous devez changer de masque.

Lavez-vous les mains chaque fois que vous touchez un masque usagé.

> ➔ Ne portez pas plusieurs masques à la fois ! C'est non seulement inutile, mais cela pourrait réduire leur efficacité. L'utilisation des masques chirurgicaux par la population non malade est inutile.

22. Je suis enceinte : dois-je faire plus attention ?

Oui, car les futures mamans sont considérées comme faisant partie des populations fragiles vis-à-vis des infections virales en général. Chez les femmes enceintes, une baisse naturelle du système immunitaire (on parle d'immunodépression) apparaît au bout de quelques mois de grossesse, surtout aux 2e et 3e trimestres. Les précautions d'hygiène sont donc d'autant plus importantes. Il est également conseillé d'éviter les contacts avec les personnes malades.

La fièvre en elle-même peut avoir des conséquences sur la santé de la femme et de son bébé, qu'elle ait pour origine une infection au coronavirus ou à un autre virus ou bactérie. Consultez votre médecin (éventuellement par téléconsultation) dès que vous avez une sensation de fièvre ou que vous constatez que votre température est supérieure à 37,5 °C.

Toutefois, au chapitre des bonnes nouvelles, plusieurs cas ont été rapportés dans le monde sans preuve formelle de gravité tant pour la mère que pour l'enfant. L'allaitement n'est pas non plus déconseillé en cas d'infection au coronavirus[1].

> ➔ Il est vivement conseillé de vacciner les femmes enceintes contre la grippe.

23. Mes enfants sont-ils plus fragiles ?

Les enfants semblent peu touchés et aucun ne présente de forme sévère. Dans les études chinoises, il est rassurant de constater qu'aucun enfant n'est décédé (contrairement à la grippe saisonnière, avec 2 % des décès survenant chez les moins de 15 ans)[2]. Leurs symptômes sont plutôt bénins ou modérés : nez qui coule, un peu de fièvre et parfois quelques symptômes gastro-intestinaux tels que la diarrhée[3]. La raison pour laquelle les enfants (nouveau-nés, nourrissons, jeunes enfants, grands enfants) sont moins touchés que les adultes reste inconnue : on ne peut que constater qu'ils sont pour le moment préservés. Trois hypothèses sont formulées :
– leur système immunitaire n'est pas assez fort pour provoquer une inflammation importante des bronches et donc des formes graves respiratoires ;

1. Royal College of Obstetricians and Gynaecologists. Guidance for healthcare professionals on Coronavirus (Covid-19) infection in pregnancy : www.rcm.org.uk/media/3769/covid-19-faqs.pdf
2. « Novel Coronavirus Pneumonia Emergency Response Epidemiology Team external icon » [The Epidemiological Characteristics of an Outbreak of 2019 Novel Coronavirus Diseases (Covid-19) in China], Zhonghua Liu Xing Bing Xue Za Zhi, 2020 ; 41(2) : 145–151 : http://weekly.chinacdc.cn/fileCCDCW/journal/article/ccdcw/2020/8/PDF/Covid-19.pdf
3. www.cdc.gov/coronavirus/2019-ncov/specific-groups/children-faq.html

– l'une des protéines indispensables à la multiplication du virus dans l'organisme est présente en moins grande quantité chez les enfants ;
– les enfants ont été plus souvent en contact avec d'autres coronavirus, notamment en collectivité (crèches), et seraient ainsi protégés.
Il faut toutefois suivre quelques consignes de bon sens à appliquer pour toute la famille :

• Apprenez à vos enfants à se laver régulièrement les mains, à tousser dans leur coude et à se moucher avec un mouchoir à usage unique.
• Faites passer les messages sans dramatiser ni angoisser les enfants. Organisez un concours : celui qui se lave le plus longtemps ou le plus souvent les mains dans la famille l'emporte.
• Les enfants peuvent être vecteurs de la maladie et la transmettre sans être eux-mêmes malades. Évitez donc les visites chez les grands-parents ou les personnes à risque. De même, changez les vêtements au retour de l'école.
• Évitez les lieux confinés en famille, comme les concerts ou les gymnases collectifs.
• Vous pouvez sortir et vivre normalement, notamment dans les aires de jeux en plein air ou au parc.
• Évitez de vous déplacer inutilement chez le médecin à la moindre toux ou au premier symptôme. Faites le point par téléphone ou en téléconsultation.
• Embrassez moins ceux que vous aimez, montrez-leur votre affection autrement. Évitez de vous serrer la main ou de vous faire la bise.
• En cas d'arrêt de travail pour enfant malade, votre employeur pourra le déclarer sur le site declare.ameli.fr, sans avoir besoin de passer par le médecin ou le pédiatre (voir question 48).

➔ Si votre enfant va bien et si son école n'a pas donné d'instructions spécifiques, il n'y a pas de raison de le garder à la maison[1].

1. https://www.unicef.org/fr/coronavirus-ce-que-les-parents-doivent-savoir

Info ou intox ?

24. Peut-on attraper le coronavirus en marchant dans la rue ?

En marchant, en courant ou encore en sautant ? Oui, mais à certaines conditions seulement ! Une contamination au coronavirus nécessite un contact rapproché avec un individu infecté. Ce sont surtout les gouttelettes respiratoires qui contiennent du virus : gouttelettes provenant de la salive ou des sécrétions respiratoires. Elles sont expulsées lorsqu'une personne contaminée tousse, éternue, postillonne… Elles sont aussi transportées sur les mains et peuvent contaminer des surfaces touchées, par exemple.
La question clé est donc la suivante : jusqu'à quelle distance ces gouttelettes peuvent-elles être projetées ? Les études montrent que la distance maximale de projection est de 1 mètre. Oui, il y a des chercheurs qui étudient ce paramètre ! Une discipline scientifique est même consacrée à l'étude des fluides tels que les gouttelettes : la rhéologie, du grec *rheo*, « couler » et *logos*, « étude ».
Heureusement, ces gouttelettes sont relativement lourdes et ne peuvent pas être expulsées très loin. Les études montrent aussi que les voies aériennes ne sont pas les voies de contamination privilégiées du virus : le risque de contamination par ce biais est quasiment nul au-delà de 2 mètres. Le mot d'ordre est donc de se tenir à une distance d'au moins 1 mètre, 2 mètres si possible, d'une personne malade qui tousse ou qui éternue. En dehors de cette précaution, vous

pouvez vous promener tranquillement dans les lieux publics et sans masque.

25. Peut-on attraper le coronavirus lors des rapports sexuels ?

Oui et non. Le coronavirus ne se transmet pas par voie sexuelle, c'est-à-dire par échange de fluides sexuels (sperme, liquide vaginal ou séminal…), bien que des études précises manquent sur le sujet.

En revanche, le virus est présent dans les sécrétions respiratoires comme la salive, notamment. Un rapport sexuel implique une certaine proximité (voire une proximité certaine !) et généralement un échange de salive et des projections respiratoires même microscopiques *via* les baisers ou le souffle. Il semble difficile de faire l'amour avec un masque !

L'un des premiers patients américains diagnostiqué avec le coronavirus présentait une forme digestive avec des selles liquides pendant deux jours. Le virus a ensuite été détecté dans ses selles. D'autres cas en Chine ont été documentés dans la revue *The Lancet*, mais restent peu fréquents. Comme pour le SRAS, qui se trouvait aussi dans l'urine, une transmission fécale, voire par d'autres fluides, semble possible.

Le bon sens exige donc de rester abstinent si l'un des partenaires est malade ou présente des signes tels que le rhume, la fièvre ou la toux. Le seul fait de s'embrasser est une voie de pénétration du virus dans l'organisme. Patience donc !

26. Peut-on attraper le coronavirus dans les transports en commun ?

Ce n'est pas impossible car la promiscuité dans un wagon ou un bus bondé est forte (barres de maintien). Il est donc indispensable d'appliquer les recommandations simples d'hygiène.

Imaginez par exemple qu'une personne malade ait toussé dans sa main ou ne se soit pas lavé les mains après s'être mouchée. Elle se tient à la barre du métro… la même que celle à laquelle vous vous tenez aussi. Des particules virales (imaginez-les fluorescentes pour faciliter l'exercice mental) peuvent ainsi rester sur vos mains, que vous pourriez vous aussi déposer et transmettre en serrant la main de quelqu'un ou en rentrant à la maison.

Pour autant, faut-il cesser de prendre les transports en commun ? Bien sûr que non ! Mais il faut adopter des règles d'hygiène de base et les répéter particulièrement dans les transports en commun ou après les avoir pris.

- D'abord, évitez de porter vos mains à votre visage dans les transports ou après les avoir pris.
- Portez un masque si vous toussez ou si vous avez le nez qui coule. Et pourquoi ne pas en avoir un de plus sur vous (si vous avez la chance d'en posséder !) afin de le tendre à un autre passager qui tousse ? Cela évitera qu'il ne contamine les autres passagers (geste altruiste et civique).
- Après avoir quitté le bus, le métro ou le tram, désinfectez-vous les mains avec du savon et de l'eau ou, à défaut, avec une solution hydroalcoolique. Idéalement, faites également ces gestes avant de prendre les transports. Cela permettra de vous débarrasser du virus si vous en avez sur les mains et par la même occasion de ne pas contaminer d'autres personnes !

> ➔ Inutile de porter des gants (latex ou tissu) pour voyager. Le lavage des mains régulier suffit amplement. De plus, vous pourrez plus facilement vous laver les mains toutes les heures et à la sortie du transport que laver votre paire de gants qui restera contaminée !
> Deuxième conseil : tenez-vous si possible à distance des autres passagers. Pourquoi ne pas voyager dos à dos plutôt que face à face pour autant que ce soit possible ?

27. Les animaux peuvent-ils attraper ou transmettre le coronavirus ?

Vous êtes malade et vous vivez avec un animal de compagnie ? Pas de panique : *a priori*, le coronavirus ne se transmet pas aux chiens, chats et poissons rouges en tous genres, sauf exception – et cette exception a été largement relayée à partir du cas d'un chien, un loulou de Poméranie de 17 ans, mis en quarantaine à Hong Kong après avoir été testé positif à deux reprises au coronavirus à partir de prélèvements nasaux et oraux[1].

Les scientifiques restent sceptiques sur la transmission et penchent plutôt pour une contamination accidentelle de l'homme au chien, sans aucune certitude sur la possibilité pour les chiens de transmettre à nouveau la maladie.

Les associations de protection des animaux appellent à ne pas céder à la panique et à ne pas abandonner, voire euthanasier les animaux de compagnie, comme on l'a vu en Chine, à Wuhan notamment, lors de mouvements de panique au début de l'épidémie.

L'OMS préconise tout de même de se laver les mains après avoir touché un animal de compagnie : une habitude à prendre, coronavirus ou non.

28. Les colis provenant de zones à risque peuvent-ils être contaminés ?

A priori non, car même en supposant qu'une personne contagieuse ait manipulé ce colis, ce qui déjà est peu probable, la durée de vie du virus est incompatible avec le temps de transit et de stockage de votre colis.

Bien qu'aucune donnée ne soit disponible sur la durée de vie de ce nouveau coronavirus sur une surface quelconque ou sur un colis, les chercheurs ont pu extrapoler à partir des

---

1. https://time.com/5796510/dog-coronavirus-animal-covid/

mesures faites sur des coronavirus connus, comme le SRAS et le MERS[1]. Leur persistance à température ambiante a été évaluée sur différentes surfaces : acier, aluminium, bois, papier, verre, plastique… Les résultats montrent que leur survie sur ces mêmes surfaces est très similaire, avec une moyenne de 4 à 5 jours (et de quelques heures à 9 jours maximum). Plus la température augmente, moins les coronavirus survivent : quelques heures tout au plus.

Ces données rassurantes sont sans commune mesure par rapport aux virus des voies gastro-intestinales, tels que l'hépatite A ou le rotavirus de la gastroentérite, qui persistent environ deux mois.

➔ Des chercheurs de Singapour ont constaté que les chambres des personnes malades restent contaminées par le coronavirus lorsqu'elles ne sont pas nettoyées[2]. Des traces du virus ont été retrouvées sur le sol, la fenêtre, le lit, une chaise, ainsi que sur la cuvette des toilettes et dans le lavabo.

En revanche, aucune trace du virus n'est trouvée dans les chambres nettoyées. Donc, si le nettoyage est efficace à l'hôpital avec les malades les plus graves, il le sera aussi chez vous !

Il n'y a donc pas de précautions spécifiques à prendre lorsque vous recevez des colis, même en provenance

1. Kampf G. *et al.*, « Persistence of coronaviruses on inanimate surfaces and their inactivation with biocidal agents », *Journal of Hospital Infection*, vol. 104, Issue 3, 246-251 : www.journalofhospitalinfection.com/action/showCitFormats?pii=S0195-6701%2820%2930046-3&doi=10.1016%2Fj.jhin.2020.01.022

2. Sean Wei Xiang Ong *et al.*, « Air, Surface Environmental, and Personal Protective Equipment Contamination by Severe Acute Respiratory Syndrome Coronavirus 2 (SARS-CoV-2) From a Symptomatic Patient », *JAMA*, March 4, 2020.

d'une zone à risque. Vous pouvez néanmoins les désinfecter, d'autant que les produits désinfectants sont très efficaces, puisqu'à des concentrations appropriées les agents à base d'éthanol, de peroxyde d'hydrogène ou d'hypochlorite de sodium sont capables de réduire d'un million à seulement 100 le nombre de particules virales, après une minute d'exposition !

29. Existe-il des remèdes naturels au coronavirus ?

Ail, fenouil, traitement à base de sucre, *shuanghuanglian* (herbe médicinale chinoise), whisky et miel… Non, il n'existe pas de remède naturel contre le nouveau coronavirus, ni pour s'en prémunir, ni pour en guérir. Certes, certains de ces produits favorisent l'immunité, mais ils ne constituent en aucun cas un traitement.

Comme souvent, les *fake news* utilisent un rationnel scientifique ou une base logique. Ainsi, le fenouil commun est connu depuis l'Antiquité pour ses vertus médicinales et a un effet expectorant pour la toux et le rhume. Voilà pourquoi il a prospéré dans le cadre de ce nouveau coronavirus, dont les symptômes sont justement la toux et le rhume. Il est évident que le fenouil n'a aucun effet prouvé, ni sur les formes mineures (qui guérissent spontanément), ni sur les formes graves qui nécessitent des soins rapides et de haute technicité (réanimation).

L'ail, quant à lui, est préconisé en phytothérapie pour des problèmes respiratoires (asthme, bronchites, infections saisonnières…). Là encore, aucune efficacité prouvée sur le coronavirus, ni sur aucun virus d'ailleurs.

Inutile donc de manger de l'ail pour éviter la contamination par le coronavirus, malgré ses propriétés antimicrobiennes, ainsi que de nettoyer sa salle de bains, ses toilettes ou les poignées de portes à l'huile de sésame, ou encore de pulvériser des substances « naturelles » à base d'alcool sur le corps. Au mieux, ces pratiques sont inutiles, au pire elles sont nocives !

> ➔ Avoir un bon système immunitaire permet de lutter efficacement contre les virus. Avoir une alimentation équilibrée, dormir suffisamment et pratiquer une activité physique sont des moyens efficaces. De même, vous pouvez vous rincer régulièrement le nez avec de l'eau de mer (ou une solution saline hypertonique ou isotonique). Cela ne protège pas du virus, mais peut aider à se remettre plus rapidement d'un rhume. Demandez aussi conseil à votre médecin ou à votre pharmacien.

30. Les antibiotiques sont-ils efficaces contre le coronavirus ?

Non ! Les antibiotiques agissent uniquement contre les bactéries, pas contre les virus. Il est totalement inutile, voire dangereux d'en prendre, même de manière préventive.

Rappelez-vous le slogan : « Les antibiotiques, c'est pas automatique ! » Il est même fortement déconseillé de prendre des antibiotiques en dehors d'une infection bactérienne avérée, car cela augmente la probabilité de générer une antibiorésistance, c'est-à-dire la capacité d'une bactérie à survivre malgré l'antibiothérapie.

Les antibiotiques sont parfois utilisés en association d'autres traitements pour les formes graves d'infection à coronavirus, surtout chez les personnes fragiles ou immunodéprimées.

Les pneumonies virales dues au coronavirus sont de deux types : une atteinte pulmonaire directe du virus, mais aussi une surinfection secondaire par une ou plusieurs bactéries. En effet, les surinfections bactériennes sont fréquentes, en réanimation par exemple. En cas de pneumonie, l'antibiothérapie peut être donnée « à l'aveugle », de manière probabiliste, avant d'avoir les résultats des prélèvements, mais elle sera guidée par les analyses. Le même mécanisme est à l'œuvre avec la grippe saisonnière, qui ne se traite pas par antibiotiques, sauf en cas de pneumonie bactérienne secondaire (ou surinfection d'une grippe). Elle survient typiquement 5 à 7 jours après une amélioration clinique de la grippe initiale. Il apparaît alors une aggravation secondaire avec récidive de la fièvre, toux accompagnée de crachats et gêne respiratoire. Cela survient plus fréquemment chez les patients âgés.

➔ Votre médecin vous a diagnostiqué une infection à Covid-19 et vous a prescrit des antibiotiques ? C'est probablement en cas de suspicion d'une surinfection bactérienne ou parce que vous êtes enceinte. Surtout, prenez votre traitement antibiotique jusqu'au bout, même si vos symptômes ont disparu et que vous vous sentez mieux.

31. J'ai lu que…

• Il est possible de s'autodiagnostiquer en bloquant sa respiration pendant 10 secondes…

• Boire un verre d'eau toutes les 15 minutes repousse le virus vers l'estomac où il pourra être détruit par les sucs gastriques…

• Se recouvrir la peau d'huile de sésame, d'alcool ou de chlore tue le virus…

• Se nettoyer le nez avec des solutions salines empêche le virus d'entrer dans l'organisme…

• Utiliser des bains de bouche et des produits antiseptiques pour les dents détruit le virus…

• Des particules virales peuvent être projetées jusqu'à 12 mètres lorsqu'une personne malade éternue…

• Si l'on est vacciné contre la pneumonie, on ne peut pas attraper le SARS-CoV-2…
• Les sèche-mains et les lampes de désinfection aux ultra-violets anéantissent le virus…

À toutes ces affirmations, la réponse est évidemment négative ! Comme à chaque épidémie, les *fake news* prolifèrent. Attention à ne pas tomber dans le panneau ! Suivez plutôt les recommandations du gouvernement, qui alerte notamment sur ces fausses bonnes idées.

Guérir de Covid-19

32. Par qui sont réalisés les tests de diagnostic du coronavirus ?

Une seule solution pour savoir avec certitude si un patient est malade du coronavirus: réaliser un test de dépistage, également appelé test diagnostique.
Plusieurs tests ont été développés par différents pays: Allemagne, Chine, États-Unis, Japon… En France, c'est le centre national de référence des virus respiratoires, dépendant de l'Institut Pasteur, qui a conçu le test actuellement utilisé[1]. Il peut être réalisé dans un établissement de santé de référence (ESR). L'analyse de l'échantillon prend ensuite 3 à 5 heures et permet de mettre en évidence la présence du virus SARS-CoV-2.
Les ESR sont les hôpitaux référents au niveau régional. Un ESR a été désigné dans chacun des départements et régions d'outre-mer, afin de garantir une prise en charge identique sur tout le territoire.
On dit que ces ESR sont habilités pour Covid-19, c'est-à-dire qu'ils sont équipés d'un laboratoire LSB3 (de sécurité biologique de niveau 3), ou à défaut de niveau 2, mais aussi des équipements de protection individuelle pour les professionnels. Ils doivent respecter les mesures d'hygiène et les procédures de type P3, notamment pour l'élimination des déchets. Ils travaillent de façon rapprochée avec les agences

1. www.ncbi.nlm.nih.gov/pmc/articles/PMC6988269/

régionales de santé avec lesquelles ils déploient l'expertise et la coordination technique nécessaires à la gestion de situations sanitaires exceptionnelles.

33. Le test diagnostique est-il fiable ?

Oui ! C'est un test de détection par biologie moléculaire. Plus précisément, le test permet de détecter des gènes du virus, c'est-à-dire deux petites portions de son génome : par exemple, le gène IP2 et le gène IP4.

Les laboratoires spécialisés qui analysent les échantillons prélevés chez les patients ou chez des personnes suspectes d'avoir été infectées recherchent la présence du matériel génétique du coronavirus et confirment ainsi, ou non, l'hypothèse de l'infection.

Ces tests ont une sensibilité et une spécificité excellentes. La sensibilité est la probabilité qu'un test réalisé sur une personne malade se révèle positif, autrement dit : que le test soit positif, sachant que la personne est malade. La spécificité est la probabilité qu'un test réalisé sur une personne saine se révèle négatif, autrement dit : que le test soit négatif, sachant que la personne n'est pas malade.

Les tests donnent donc *a priori* peu de faux positifs et peu de faux négatifs. Mais pour être fiables, ils doivent être réalisés au bon moment, ni trop tôt ni trop tard. Trop tôt, le virus se localiserait par exemple dans les poumons et n'aurait pas eu le temps de remonter au niveau des zones de prélèvements, essentiellement la gorge et le nez. Trop tard, le virus ne serait plus excrété au niveau respiratoire et le résultat serait négatif.

Une autre analyse non réalisée en routine est le dépistage sérologique par prise de sang. Elle consiste en la recherche d'anticorps que le corps humain développe en contact avec le virus. Si des anticorps anticoronavirus sont trouvés, c'est la certitude que le sujet a été en contact avec le virus : une sorte de cicatrice sérologique !

Autre piste intéressante : dans une étude portant sur plus de 1 000 patients, publiée dans la revue *Radiology*, le scanner thoracique a surpassé les tests de laboratoire dans le diagnostic du coronavirus[1]. Les chercheurs ont conclu que cet examen devrait être utilisé comme principal outil de dépistage de Covid-19.

34. Puis-je bénéficier d'un test pour savoir si je suis atteint du coronavirus ?

Non. Les tests ne sont pas réalisés ou proposés aux personnes du simple fait qu'elles ont envie de savoir !
Pour être testée, une personne doit être classée « cas possible », après un triage effectué *via* le Samu et un infectiologue référent. Par exemple, un individu rentré de la région de Wuhan (Chine) depuis moins de 14 jours et présentant un syndrome grippal avec de la fièvre sera classé « cas possible » et pourra bénéficier du test. De même, un patient présentant des signes de gravité tels qu'un syndrome de détresse respiratoire sans cause en bénéficiera également.
D'autres pays, comme la Corée du Sud, multiplient au contraire les tests en population générale avec des stations mobiles en ville. Il y a donc deux stratégies de santé publique très différentes. La stratégie coréenne a le mérite d'offrir une meilleure vision de la diffusion réelle de l'épidémie et de dénombrer presque tous les cas, y compris bénins ou asymptomatiques. Cela aide à évaluer plus précisément le taux de mortalité (0,6 % en Corée).
Il existe deux types de prélèvement selon les symptômes :

1. Ai T, Yang Z, Hou H, Zhan C, Chen C, Lv W, Tao Q, Sun Z, Xia L. Correlation of Chest CT and RT-PCR Testing in Coronavirus Disease 2019 (Covid-19) in China: A Report of 1014 Cases. Radiology. 2020 Feb 26: 200642. doi: 10.1148/radiol.2020200642. https://pubs.rsna.org/doi/10.1148/radiol.2020200642

• Un prélèvement nasopharyngé, c'est-à-dire à l'intérieur de la narine, à l'aide d'un écouvillon, sorte de long coton-tige (fig. 8). Le professionnel de santé vous demande de pencher la tête en arrière et insère l'écouvillon au haut du nez, puis il place l'extrémité de l'écouvillon dans un liquide spécial dans un petit tube.

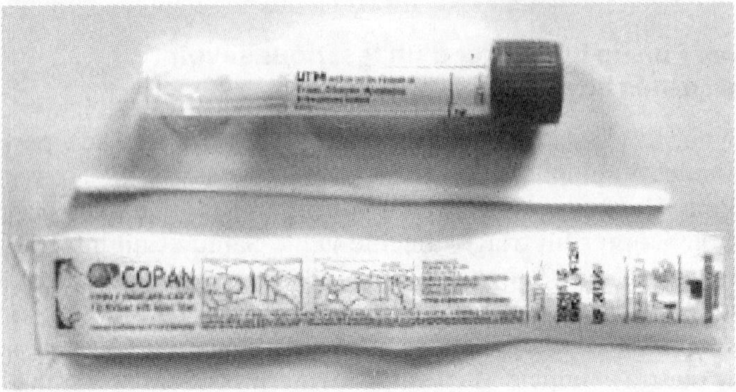

Figure 8 : Kit de prélèvement pour le test de dépistage du coronavirus[1]

• Un prélèvement des voies respiratoires basses, sur un crachat par exemple (avec l'aide d'un kinésithérapeute, par exemple, quand le patient n'arrive pas à cracher).

Il s'agit exactement des mêmes prélèvements que pour la grippe saisonnière. Les prélèvements sont obligatoirement effectués par un médecin ou une infirmière. Une prise de sang est également et systématiquement effectuée, ainsi qu'un prélèvement de selles si le patient souffre des diarrhées. L'objectif est de rechercher d'autres causes aux symptômes présentés.

---

1. www.hss.gov.nt.ca/fr/services/maladie-%C3%A0-coronavirus-covid-19/faq-sur-la-maladie-%C3%A0-coronavirus-covid-19

➔ Les tests sont maintenant réalisés « en ambulatoire », compte tenu de la multiplication des cas. Des structures et des bâtiments spécifiques sont organisés par les hôpitaux pour augmenter les capacités de test.
Pour les malades bénins ou aux symptômes mineurs, les tests n'ont désormais que peu d'intérêt. Ils en avaient au début pour repérer et isoler les cas, mais aujourd'hui ils devraient être réservés aux patients les plus graves ou réalisés de manière aléatoire dans la population générale pour déterminer la diffusion réelle du virus.
Le véritable enjeu n'est pas tant de savoir si le test est positif ou négatif pour le coronavirus que de repérer les cas graves et de les prendre en charge. Les cas mineurs, quant à eux, sont traités à la maison.

35. Si je suis malade, quels sont les traitements disponibles ?

Si vous bénéficiez d'un test de dépistage qui confirme une infection au coronavirus, votre médecin vous donnera toutes les explications nécessaires pour savoir quoi faire.

• *Un traitement essentiellement symptomatique*

➔ Parmi les traitements symptomatiques, le paracétamol sera utile contre la fièvre ou les douleurs. Votre médecin ou votre pharmacien pourront aussi vous donner des médicaments contre la toux ou les maux de gorge, afin de soulager vos symptômes.

• Des mesures d'hygiène indispensable

Il est très important de ne pas contaminer les autres, et notamment les personnes vulnérables que vous avez peut-être l'habitude de côtoyer: femmes enceintes, personnes âgées ou atteintes de maladies chroniques. Tant que vous présentez des symptômes, portez un masque en présence d'autres personnes et restez chez vous.
Continuez de suivre les mesures d'hygiène recommandées: se laver les mains plusieurs fois par jour et après vous être mouché, tousser dans son coude, utiliser des mouchoirs à usage unique que vous jetterez immédiatement... Veillez aussi à désinfecter les surfaces et objets que vous auriez pu contaminer avec vos mains.
Si une infection au coronavirus est confirmée, il est également judicieux de prévenir les personnes avec qui vous avez eu des contacts rapprochés. Ils pourront ainsi surveiller l'apparition éventuelle de symptômes et prendre leur température pour vérifier qu'ils n'ont pas de fièvre.

• Pas d'antibiotiques, sauf exception

Comme pour tout virus, les antibiotiques restent inefficaces contre Covid-19. Surtout, n'essayez pas de vous automédiquer avec des antibiotiques car cela serait au mieux inutile, au pire dangereux car cela favorise l'antibiorésistance (capacité d'une bactérie à échapper aux molécules antibiotiques). De plus, ce genre de traitement n'est jamais neutre pour notre flore intestinale, ces bactéries dans notre système digestif qui nous font du bien ! Mieux vaut les éviter.
Seuls trois cas de figure justifieraient que votre médecin vous prescrive des antibiotiques:

– si vous êtes enceinte, car toute fièvre chez la femme enceinte peut être dangereuse pour elle ou pour le bébé ;
– si vous avez été co-infecté par une bactérie, en plus du coronavirus ;

– si vous êtes immunodéprimé ou présentez une maladie (comorbidité) fragilisant votre état de santé.

• *Une surveillance rapprochée*

De même, tout comme pour la grippe saisonnière, restez vigilant à l'évolution de vos symptômes, qui ne devraient durer que quelques jours. Vous vous sentez de plus en plus mal ? Votre fièvre ne diminue pas ? Vous avez des difficultés à respirer ? Dans ce cas, n'ayez aucun doute et appelez votre médecin traitant ou le Samu Centre 15. Un médecin évaluera votre état de santé et vous orientera.

36. Quelles sont les voies de recherche thérapeutiques, notamment pour les formes graves ? La chloroquine est-elle efficace ?

En cas de complication, une hospitalisation est nécessaire, parfois en réanimation (voir question 8). Des traitements symptomatiques seront mis en œuvre pour pallier les défaillances d'organe et améliorer l'oxygénation. D'autres thérapeutiques sont en évaluation dans le monde, mais ne sont qu'au stade de recherche. Plus de 80 essais cliniques sont en cours sur le sujet !

• *La chloroquine*

Une étude *in vitro* a montré que la chloroquine avait une efficacité en termes de diminution de la réplication virale et de diffusion du virus. Des annonces ont été faites par les autorités chinoises à la suite d'essais cliniques chez des malades mais sans publication scientifique. Il faut donc rester prudent, d'autant que ce médicament utilisé dans le traitement du paludisme est loin d'être anodin. Il comporte en effet de nombreux effets secondaires dont certains mortels.

> ➔ Comme toutes les annonces de traitement miracle, il faut redoubler de méfiance. Ne vous précipitez pas ou n'utilisez pas de chloroquine à titre préventif ou curatif pour le coronavirus.

• *Le plasma de patients*

Le plasma de patients est une piste intéressante ; les anticorps des individus convalescents ou guéris pourraient être réinjectés aux malades afin d'obtenir une réponse immunitaire plus rapide et plus forte. Cette approche fait l'objet de recherches.

• *Les antiviraux*

Le Remdesivir, testé contre Ebola, l'association de deux antiviraux, le Lopinavir et le Ritonavir, utilisés contre le VIH, ou encore l'interféron bêta sont des médicaments connus et en cours d'évaluation pour le coronavirus.

37. J'ai été malade et je suis guéri. Puis-je retomber malade ?

En principe non. Lorsqu'on guérit d'une maladie virale, on est normalement immunisé. Des anticorps ont été produits par nos globules blancs et nous protègent d'une nouvelle infection. Ces anticorps sont d'ailleurs une voie de recherche prometteuse pour traiter les malades.
Néanmoins, plusieurs patients semblent avoir été recontaminés ou présentent des tests positifs plusieurs jours après avoir été guéris avec des tests négatifs[1]. Plusieurs hypothèses

1. Lan L, Xu D, Ye G, *et al.*, « Positive RT-PCR Test Results in Patients Recovered From Covid-19 », *JAMA*, February 27, 2020. doi : 10.1001/jama.2020.2783 : https://jamanetwork.com/journals/jama/fullarticle/2762452

sont formulées pour expliquer ces cas, à commencer par le manque de fiabilité des tests utilisés et indiquant un résultat négatif. Une trop faible quantité de virus, par exemple, pourrait ne pas avoir été détectée.

Il pourrait aussi s'agir de traces de virus correspondant à une évolution normale de la maladie.

D'autres scientifiques évoquent enfin la possibilité d'une infection en deux phases, avec un virus qui pourrait persister sous forme dormante dans l'organisme et se réactiver, un peu comme le virus de la varicelle qui resurgit sous forme de zona.

Dans la plupart des cas, les patients dont les tests redeviennent positifs sont asymptomatiques.

N'oublions pas que, comme pour la grippe saisonnière, plusieurs souches peuvent contaminer une même personne lors d'une même vague épidémique. À suivre, donc…

38. Que faire si quelqu'un de mon entourage est malade ?

Si quelqu'un de votre entourage est malade, l'idéal est bien sûr d'éviter un contact direct et rapproché.

Si vous ne vivez pas sous le même toit, n'entrez pas dans son domicile, à moins que ce ne soit indispensable. Dans ce cas, la personne malade doit porter un masque lorsqu'elle ouvre sa porte. Vous-même devrez en porter un (chirurgical ou FFP2 correctement ajusté). Restez à une distance d'au moins 1 ou 2 mètres de la personne.

Il n'est pas non plus question de considérer cette personne comme une pestiférée. Le soutien psychologique est important, pour éviter angoisse et isolement. Outre les mesures d'hygiène largement décrites dans cet ouvrage, c'est surtout le contact avec des personnes âgées et/ou fragiles qui est le plus à risque. Évitez ce type de contact autant que faire se peut, quitte à envisager une solution d'hébergement temporaire pour séparer la ou les personne(s) malade(s) des personnes à risque.

39. Comment évolue une infection au coronavirus et quelles sont les formes graves ?

Les statistiques actuelles sont à prendre avec beaucoup de précautions car elles concernent essentiellement des études chinoises, publiées au début de l'épidémie, lorsque les cas les plus graves arrivaient dans les hôpitaux. On manque donc de recul et d'études en vie réelle.

Les dernières données laissent penser que l'immense majorité des patients contaminés présentent des formes mineures. Dans plus de 80 % des cas, Covid-19 évolue comme une grippe saisonnière. La fièvre et les symptômes diminuent progressivement, jusqu'à disparaître complètement. Les traitements symptomatiques accélèrent la guérison, même s'ils ne luttent pas contre le virus en tant que tel.

Dans de très rares cas, la maladie prend une forme grave qui nécessite parfois des soins intensifs (5 % des cas). La complication principale est une pneumonie (ou pneumopathie) qui correspond à une infection virale des poumons. Le virus agresse directement le revêtement bronchique et pulmonaire et entraîne une inflammation provoquant une diminution des échanges gazeux. Elle est grave car elle empêche l'oxygénation des poumons et de l'organisme. Dans le cas des pneumonies liées au coronavirus, elles sont d'autant plus graves qu'elles atteignent les deux poumons (pneumonie bilatérale) et nécessitent donc des soins rapides (oxygénothérapie, réanimation…).

40. Pourquoi certains malades sont-ils admis en service de réanimation à l'hôpital ?

Les personnes âgées et celles qui ont d'autres problèmes de santé (pathologies respiratoires et cardiovasculaires chroniques, cancer, prise de traitements immunosuppresseurs comme les anticancéreux ou les traitements antirejet chez les patients transplantés, etc.) sont davantage à risque de présenter des symptômes graves.

On constate que 80 % des décès adviennent par exemple après 60 ans. Bien sûr, cela n'exclut pas la possibilité de développer une forme grave, quels que soient l'âge et l'état de santé. Pour ces cas sévères, la rapidité et l'efficacité des soins, de réanimation notamment, sont essentiels pour une évolution favorable et pour passer ce cap aigu de la maladie.

Les formes graves de Covid-19 prennent en effet la forme d'un syndrome de détresse respiratoire aiguë (SDRA), d'une insuffisance rénale aiguë, voire d'une défaillance multiviscérale pouvant entraîner un décès.

Pour ces formes graves, les capacités d'hospitalisation en réanimation sont capitales pour baisser le taux de mortalité ; et les mesures d'endiguement de l'épidémie (stade 2) visent aussi à ralentir la progression pour préparer et libérer des lits de réanimation et éviter que l'épidémie de coronavirus ne s'ajoute à l'épidémie de grippe.

41. Peut-on mourir du coronavirus ?

Oui, hélas. Dans l'une des plus importantes études chinoises, parmi 44 672 patients confirmés malades du coronavirus, la mortalité était de 2,3 %. Les plus de 80 ans paient le plus lourd tribut, avec une mortalité observée de 14,8 %. On observe aussi que 80 % des patients décédés avaient plus de 60 ans et que l'état de santé initial est un facteur de risque important.

Les patients sans antécédents médicaux ont un taux de mortalité de 0,9 %. Ce taux monte à 10,5 % en cas de maladie cardiovasculaire, 7,3 % en cas de diabète, 6,3 % en cas de maladie respiratoire chronique, 6,0 % pour l'hypertension et 5,6 % en cas de cancer. Aucun décès n'était à déplorer chez les enfants.

Ces chiffres ne doivent pas affoler. Ils montrent néanmoins que les plus fragiles sont les plus touchés. Attention aussi à ne pas extrapoler et conclure un peu vite que tous les patients hypertendus ont 6 % de mortalité au coronavirus. En effet, ces études ont un biais initial majeur : elles n'incluent que les patients vus et diagnostiqués dans une structure médicale. Elles ne prennent donc pas en compte les patients qui n'ont jamais consulté parce que le coronavirus n'a entraîné chez eux que des symptômes mineurs, voire inexistants. Or, parmi ces patients, bon nombre devaient aussi être hypertendus. Il convient donc de relativiser ce chiffre de 6 %.

Néanmoins, comme toute maladie, elle peut frapper n'importe qui, y compris des sujets jeunes sans antécédents, avec des complications imprévisibles. La grippe le fait chaque année. La maladie de Lyme aussi, ou encore la rougeole.

42. Comment est-il possible que de nouveaux cas aient émergé en France, sans que l'on connaisse le patient zéro ?

Durant les premiers jours après l'apparition du virus en France, il était possible de tracer son chemin de nouveau cas en nouveau cas : on parle de reconstitution de la chaîne de transmission. Mais pour l'un des premiers clusters, dans le département de l'Oise, cette traçabilité n'a pu remonter au premier patient contaminé de cette zone, également dénommé « patient zéro ».

Comment est-ce possible ? Le virus ne saute pas dans les airs d'une ville à l'autre. En revanche, il peut passer inaperçu chez les porteurs sains, des personnes contagieuses qui ne développent aucun symptôme.

Il se peut également que le patient zéro ait été paucisymptomatique : ses symptômes étaient si légers et se sont dissipés si rapidement qu'il n'en a même pas eu conscience. Durant le temps où il était contagieux, ce patient a pu contaminer d'autres personnes autour de lui, avant d'arriver à contaminer le premier patient diagnostiqué dans l'Oise. Il est probable que ce patient zéro ne soit jamais retrouvé. Et plus l'épidémie avance, moins il y a d'intérêt à le rechercher.

Santé publique et droits

43. Je suis salarié. Quelles sont les obligations de mon employeur ?

L'article L. 4121-1 du Code du travail[1] stipule :
« L'employeur prend les mesures nécessaires pour assurer la sécurité et protéger la santé physique et mentale des travailleurs.
Ces mesures comprennent :

1° des actions de prévention des risques professionnels, y compris ceux mentionnés à l'article L. 4161-1 ;
2° des actions d'information et de formation ;
3° la mise en place d'une organisation et de moyens adaptés.
L'employeur veille à l'adaptation de ces mesures pour tenir compte du changement des circonstances et tendre à l'amélioration des situations existantes. »
Votre employeur doit donc suivre les recommandations du gouvernement, disponibles en ligne et actualisées sur www.gouvernement.fr/info-coronavirus, afin de veiller à votre sécurité et à votre santé.

1. www.legifrance.gouv.fr/affichCodeArticle.do?idArticle=LEGIARTI000035640828&cidTexte=LEGITEXT000006072050&dateTexte=20171001

À savoir :

• Éviter les déplacements professionnels dans les zones à risque.
• Mettre en œuvre les mesures nécessaires si l'un des employés revient d'une zone à risque ou a été au contact d'une personne malade. Si c'est possible, le télétravail et les visioconférences doivent être privilégiés pour cette personne. Sinon, l'employeur doit éviter au maximum la mise au contact de cet employé. Il peut même demander à l'employé de ne plus se présenter au travail. L'employé pourra soit bénéficier d'un arrêt de travail, soit toucher sa rémunération normalement, même s'il ne travaille pas, et avec les mêmes droits que les salariés de l'entreprise.
• Procéder au nettoyage et à la désinfection des sols et des surfaces. Les personnes en charge du nettoyage doivent être équipées avec des blouses à usage unique et des gants de ménage.

> ➔ Un portail d'information consacré aux entreprises et aux salariés est disponible en ligne à l'adresse suivante : https://travail-emploi.gouv.fr/actualites/l-actualite-du-ministere/coronavirus-questions-reponses-entreprises-salaries.

44. Je suis salarié et je suis malade… J'ai un doute… Je reviens d'une zone à risque… Dois-je en informer mon employeur ?

Il est important d'informer votre employeur si vous êtes malade ou si vous avez un doute. Dans ces deux cas, mieux vaut d'ailleurs rester chez soi afin d'éviter de transmettre le virus. Si c'est possible, travaillez à distance et respectez les mesures d'hygiène et de surveillance.

Pour mémoire, le télétravail est un droit prévu par l'article L. 1222-9 du Code du travail issu de l'ordonnance du 22 septembre 2017. Vous pouvez donc demander à votre employeur à bénéficier du télétravail de manière ponctuelle ou durable par tous moyens. Si l'employeur donne son accord, cela peut se faire par tout moyen. Le refus doit être motivé.
Si le test de dépistage montre que vous êtes infecté, vous serez de toute façon placé en quatorzaine et bénéficierez d'un arrêt de travail, en application du décret n° 2020-73 du 31 janvier 2020[1].

45. Peut-on me placer en quarantaine ou m'obliger à rester confiné ?

Oui, votre employeur peut restreindre l'accès à votre lieu de travail afin de limiter les risques de transmission du virus au sein de l'entreprise, depuis la publication du décret n° 2020-73 le 31 janvier 2020. On parle de mise à l'isolement ou de quatorzaine.
Si vous êtes malade, un médecin de l'Agence régionale de santé ou agréé[2] vous prescrira un arrêt de travail. Vous bénéficiez des mêmes droits que ceux qui sont prévus lors d'un arrêt de travail pour une autre raison, sans jour de carence.
C'est à votre employeur de faire la démarche en se rendant sur www.declare.ameli.fr. Ce téléservice permet à l'employeur d'effectuer sa déclaration, qui vaut pour demande d'arrêt de travail.
Si vous n'êtes pas malade, mais que votre employeur souhaite minimiser les contacts au sein de l'entreprise, et à condition que votre travail vous le permette, vous pourrez continuer à travailler en télétravail.

---

1. www.legifrance.gouv.fr/affichTexte.do?cidTexte=JORFTEXT000041513432&categorieLien=id
2. www.aderf.fr/les-admissions/medecins-agrees-ars.html

46. Je suis salarié. Puis-je exercer mon droit de retrait au travail ?

Le droit de retrait au travail est explicité dans les articles L. 4131-1 et suivants du Code du travail[1] :
« Le travailleur alerte immédiatement l'employeur de toute situation de travail dont il a un motif raisonnable de penser qu'elle présente un danger grave et imminent pour sa vie ou sa santé, ainsi que de toute défectuosité qu'il constate dans les systèmes de protection.
Il peut se retirer d'une telle situation.
L'employeur ne peut demander au travailleur qui a fait usage de son droit de retrait de reprendre son activité dans une situation de travail où persiste un danger grave et imminent résultant notamment d'une défectuosité du système de protection. »
Mais alors, dans quelles situations réelles ce droit peut-il s'appliquer ? Si votre emploi vous amène à voyager ? Si l'un de vos collègues a été en contact avec une zone contaminée ou est malade ?
Les recommandations du gouvernement, sont disponibles et actualisées sur la page suivante :

www.gouvernement.fr/info-coronavirus

Si ces recommandations ne sont pas suivies, et sous réserve de l'appréciation souveraine des tribunaux, vous pouvez exercer votre droit de retrait.
En revanche, si l'un de vos collègues revient d'une zone à risque ou a été en contact avec une personne contaminée, les conditions d'exercice du droit de retrait ne sont pas réunies, sous réserve de l'appréciation souveraine des

---

1. www.legifrance.gouv.fr/affichCodeArticle.do?idArticle=LEGIARTI000006903155&cidTexte=LEGITEXT000006072050&dateTexte=20080501

tribunaux, si l'employeur met en œuvre les recommandations du gouvernement.

Si ces recommandations sont bien suivies, le risque pour les autres salariés est limité, puisque, d'après les données épidémiologiques disponibles à ce jour, seul un contact rapproché et prolongé avec des personnes présentant des symptômes pourrait les contaminer.

47. Je suis au contact de personnes vulnérables (personnes âgées ou malades) : que dois-je faire ?

Professionnels de santé, éducateurs spécialisés, travailleurs sociaux… Bon nombre de professions impliquent un contact rapproché et quotidien avec des personnes âgées ou malades. Parce que ces personnes sont particulièrement fragiles, toutes les mesures doivent être prises afin de ne pas les contaminer.

Les recommandations ont évolué, en plus de l'application stricte par tous les professionnels des mesures barrières[1] :

• Abandon de l'éviction professionnelle systématique pour les cas contacts hospitaliers à risque modéré. Les professionnels de santé ne présentant pas de symptôme peuvent poursuivre leur activité, même s'ils ont été en contact avec des cas avérés et à condition de porter un masque chirurgical en permanence, de le changer tous les 4 heures et de s'autosurveiller (prise de température 2 fois par jour et identification de tout symptôme). Si des symptômes apparaissent, même mineurs, l'éviction professionnelle doit être immédiate et un prélèvement à visée diagnostique sera réalisé rapidement et prioritairement.

---

1. www.aphp.fr/actualite/point-sur-la-prise-en-charge-du-coronavirus-2019-ncov

• Port du masque chirurgical en continu à changer toutes les 4 heures (entrée de l'hôpital, services d'urgence…) pour tous le personnel d'accueil en contact avec des patients.
• Pour le personnel qui présente une pathologie chronique (transplantation pulmonaire, immunodépression…), le port d'un masque chirurgical en continu peut être nécessaire (à voir avec le service de santé au travail).
Il s'agira pour vous de respecter scrupuleusement les consignes de votre structure, qui vont au-delà des gestes barrière préconisés pour la population générale.

48. Si mon enfant est à l'isolement, quels sont mes droits ?

Les autorités sanitaires, plus précisément l'autorité préfectorale, en collaboration avec l'Agence régionale de santé, peuvent donner l'ordre de fermer les écoles ou les crèches.
S'il est important de respecter des consignes d'isolement, ce n'est pas toujours simple. Que faire si vous ne pouvez pas garder votre enfant à votre domicile et si vous ne trouvez pas de solution de garde ?
Vérifiez si vous remplissez les conditions d'obtention d'un arrêt de travail :

– votre enfant a moins de 16 ans au jour du début de la fermeture de son établissement,
– vous êtes le seul parent de l'enfant ou bien le seul détenteur de l'autorité parentale,
– vous n'avez pas la possibilité de faire du télétravail.

Si oui, un médecin habilité par l'Agence régionale de santé peut vous fournir un arrêt de travail pour la durée d'isolement requise. Rapprochez-vous de votre employeur afin qu'il fasse une déclaration sur le téléservice declare.ameli.fr de l'Assurance Maladie. La plateforme concerne tous les salariés, quel que soit leur régime d'affiliation à la Sécurité sociale ou

la nature de leur contrat de travail. La déclaration effectuée fera office de demande d'arrêt de travail.
Durant cet arrêt de travail, vos droits sont ceux d'un arrêt de travail. Vous bénéficiez d'une prise en charge au titre des indemnités journalières de Sécurité sociale.

➔ La continuité de l'apprentissage des enfants doit être assurée. C'est la responsabilité de l'établissement scolaire d'assurer cette continuité, avec notamment la plateforme pédagogique gratuite du Cned « Ma classe à la maison » (classes virtuelles pour tous les niveaux de la grande section à la terminale).
L'environnement numérique de travail (ENT) permet aux professeurs d'accompagner et de communiquer avec leurs élèves durant toute la période d'isolement.

49. Que fait l'OMS (Organisation mondiale de la santé) ?

L'OMS est une institution relevant de l'Organisation des nations unies. Sa mission : améliorer la santé des populations au niveau mondial. Face à l'émergence d'un nouveau virus comme le SARS-CoV-2, l'OMS est un acteur de première ligne pour endiguer une épidémie ou restreindre le plus possible ses impacts.
L'OMS opère en collaboration avec les gouvernements. Elle permet le partage rapide des informations, notamment sur la nature du virus et sa propagation, ce qui favorise l'élaboration de conseils et de mesures au niveau national.

50. Comment s'organise la lutte contre le coronavirus en France ?

La lutte contre le coronavirus en France mobilise toute la chaîne de décision politique et tous les acteurs publics et privés. Des points de situation quotidiens sont donnés par le ministre des Solidarités et de la Santé, ainsi que lors de conseils de Défense réunis par le président de la République.

Cette lutte concerne prioritairement les acteurs du système de santé qui restent en première ligne : professionnels de santé, établissements publics et privés, agences régionales de santé… Le ministère des Solidarités et de la Santé, sous la responsabilité du ministre, assure la coordination et la mise en œuvre des actions, en accord avec la stratégie choisie.

Cette situation sanitaire exceptionnelle exige une réponse coordonnée à l'échelle nationale. Le Centre opérationnel de régulation et de réponse aux urgences sanitaires et sociales (Corruss) du ministère chargé de la Santé est donc mobilisé[1]. Sa mission : assurer 24 heures sur 24 et 7 jours sur 7 la réponse opérationnelle aux urgences sanitaires ayant un impact sur le territoire national. Les agences régionales de santé sont quant à elles chargées du pilotage régional des actions.

La recherche est également au cœur du dispositif. Des scientifiques et des chercheurs responsables de laboratoires étudient le virus sous la coordination de l'Inserm (Institut national de la santé et de la recherche médicale) et d'un consortium de recherche, le REACTing (*REsearch and ACTion targeting emerging infectious diseases*), qui rassemble des groupes de recherche français d'excellence.

La France travaille évidemment de concert avec les autres pays européens, ainsi qu'avec l'OMS, pour échanger des informations et proposer une réponse cohérente face au virus.

---

1. https://solidarites-sante.gouv.fr/systeme-de-sante-et-medico-social/securite-sanitaire/article/la-gestion-des-alertes-et-des-crises-sanitaires

Les 10 réflexes pour se protéger de Covid-19 et protéger les autres

① Se laver les mains régulièrement.

② Tousser et éternuer dans son coude.

③ Se moucher dans un mouchoir à usage unique et le jeter immédiatement.

④ Ne pas se serrer la main.

⑤ Maintenir une distance d'au moins 1 mètre avec les personnes malades.

⑥ Éviter les contacts rapprochés avec les personnes fragiles.

⑦ Ne pas vous rendre aux urgences ou chez le médecin en cas de symptômes.

⑧ Appeler votre médecin traitant ou le Samu Centre 15 en cas de symptômes.

⑨ Porter un masque et rester chez soi si l'on est malade et appeler le Samu Centre 15 en cas d'aggravation des symptômes.

⑩ Rester informé des recommandatlons du gouvernement et ne pas paniquer !

Imprimé en France
N° d'impression : 3038736
Dépôt légal : mars 2020

Cet ouvrage a été composé
par Atlant'Communication au Bernard (Vendée)

Impression réalisée par
CPI France
en mars 2020
pour le compte des Éditions Archipoche